JN429973

R과 함께하는 의학통계

비교분석 연구에서의 표본크기와 검정력

차재형 지음

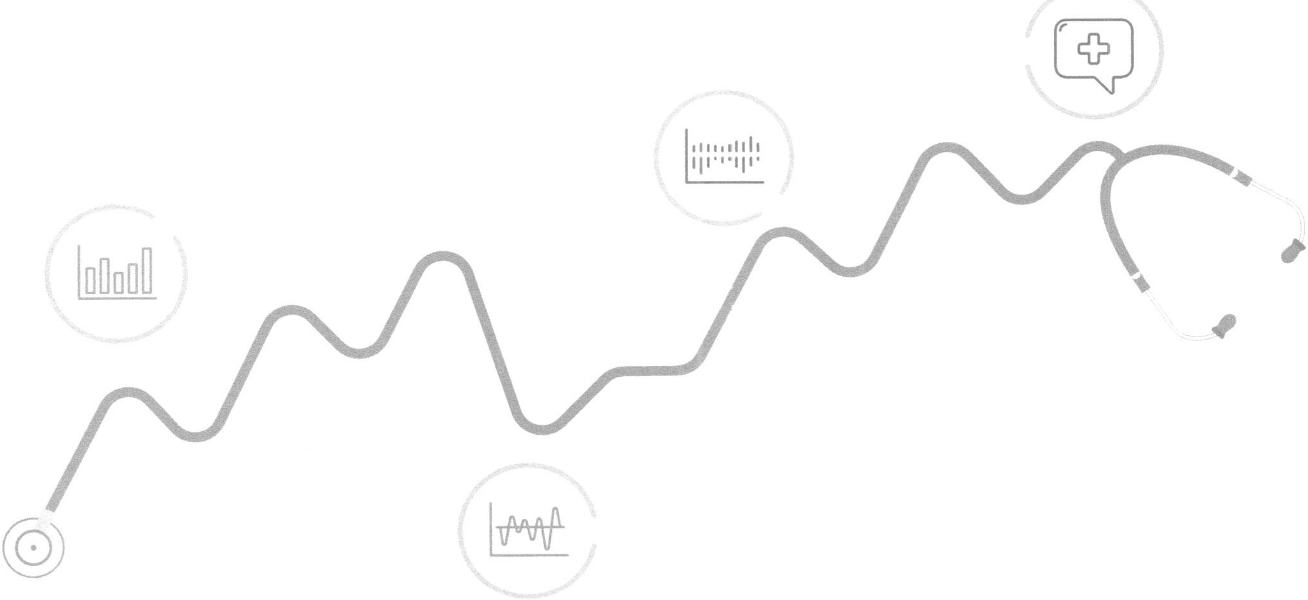

머리말

임상시험연구에서 가장 중요한 사항 중 하나가 연구목적에 따른 필요 대상 환자 수(표본크기)를 결정하는 것이다. 대부분의 임상시험은 통계적 유의성을 판단하기 위하여 유의확률(p-value)을 구하고 그 결과에 따라 통계적 의사결정을 하게 된다. 하지만 표본크기는 고려하지 않고 지나치게 유의확률에 의존하다 보니 통계적으로 유의하나 검정력이 떨어져 연구결과의 신뢰성이 무너지는 경우가 많이 나타나고 있다. 표본크기의 결정은 연구설계 단계부터 고려되어야 하며 연구목적과 연구방법에 의해 정확하게 산출되어야 한다. 표본크기가 적정하지 않게 되면 통계적 유의성을 신뢰할 수 없을 뿐만 아니라 임상적 결과 또한 크나큰 오류를 범하기 쉽다. 이렇듯 표본크기의 결정은 임상시험에서 매우 중요한 부분이며 임상시험 연구계획서에 정확하고 올바른 표본크기 산출을 기술하여야 하지만 시간, 연구자, 경제적 측면에서의 편의 및 손쉬움 등으로 적정 표본크기의 결정을 간과하고 넘어 가게 되어 IRB를 통과하지 못하는 경우가 많은 것이 현실이다.

이 책은 임상시험연구에 필요한 표본크기 산출을 위해 집필되었으며 이론적인 접근보다는 R을 통한 실제 표본크기 산출을 위한 예제 중심으로 구성하였다. R의 기초 지식은 있지만 자유자재로 활용하지 못하는 의약학, 간호학, 보건학 연구 등 임상시험연구를 담당하는 연구자들도 손쉽게 표본크기를 구할 수 있는 지침서로 활용될 수 있을 것으로 기대한다.

이 책은 총 3부, 7장으로 구성되어 있으며 1부는 표본크기를 결정하는 데 필수적으로 알아야 하는 가설검정과 표본크기 산출의 기본 개념을 다루었다. 2부는 임상시험연구에서 가장 많이 활용하는 평균비교에서 필요한 표본크기 산출을 다루었고, 3부에서는 비율비교에 필요한 표본크기 산출을 다루었다.

연구자들이 쉽게 적용할 수 있도록 표본크기 및 검정력(power) 산출을 위한 R code를 네 가지 경우로 나누어 제시하였다. 첫 번째, 표본크기 산출식이 간단한 경우에는 산출식에 의한 R code와 R package를 통한 표본크기 산출 code를 같이 제시하였다. 두 번째, 표본크기 산출식이 매우 이론적이거나 복잡한 경우에는 산출식 제시 없이 R package로만 표본크기와 검정력을 산출하였다. 세 번째, 표본크기와 검정력 전부 산출할 수 있는 package의 경우에는 두 가지 code를 모두 제시하였다. 네 번째, 표본크기 또는 검정력 하나만을 산출할 수 있는 경우에는 산출 가능한 하나의 R code만을 제시하였다. 각 장의 마지막 부분에는 예제에서 제시된 R code를 요약 정리하였다.

좋은 책을 위해 최선을 다했지만 오류나 부족한 부분이 있을 수 있다. 이에 대한 독자 여러분의 많은 조언을 구하며, 책에 사용된 R code 파일과 출간 후 나올 수 있는 수정사항 등은 자유아카데미 홈페이지(http://www.freeaca.com) 자료실에 제공할 예정이니 참조하길 바란다.

이 책을 통하여 의과학연구자들이 임상시험연구에서 표본크기와 검정력 산출에 보다 익숙해지고 자신감을 가져 임상시험연구를 더욱 발전시키고 의과학 연구를 보다 훌륭하게 수행하기 바란다.

2021년 10월

차재형

차례

1부

가설검정 및 표본크기

1장

가설검정

01 가설검정의 개요

연구를 수행하기 전 가장 먼저 해야 되는 것은 알고 싶은 것이 무엇인지, 연구를 통해 주장하고 싶은 것이 무엇인지 설정하는 것, 즉 연구목적을 명확하게 설정하는 것이다. 연구목적이 정해지면 주장하는 사실에 대한 가설을 수립하고 수집된 자료(표본)를 통해 가설의 옳고 그름을 증명해 보이는 단계를 거치게 된다. 이와 같이 가설검정이란, 연구대상 전체(모집단)에 대하여 알고자 하는 가설을 수립한 뒤, 표본을 통하여 수립된 가설의 맞고 틀림을 판단하고 가설의 채택 여부를 결정하는 분석방법이다.

연구수행을 위해 주관적인 판단이나 경험적 사실을 토대로, 어떠한 집단의 특성에 대하여 가설을 설정하고 표본을 통하여 그 가설의 옳고 그름에 대한 타당성을 검토해 보고자 하는 경우가 생긴다. 이와 같이 관심이 있는 모집단의 특성에 대한 어떠한 주장을 확인하기 위하여 그 모집단으로부터 표본을 추출하고 분석함으로써 관심의 대상이 되는 모집단에 대한 주장의 타당성을 검토해 보는 것을 가설검정의 의미로 정의할 수 있다.

가설을 검정하는 과정에서 몇 가지 의문사항이 생긴다. 가설검정을 왜 하는 것일까? 왜 전체 중 일부분의 자료를 가지고 가설검정을 할까? 가설은 어떻게 수립해야 하는가? 주장하고자 하는 내용이 맞다는 근거는 무엇을 가지고 말하는 것일까? 이러한 질문들을 하나하나 풀어보도록 하자.

1. 가설검정을 하는 이유

우리가 알고자 하는 것은 연구목적의 전체 대상인 모집단(population)이다. 모집단이 변하지 않는 이상, 그 특성도 변하지 않는다. 다시 말해, 어떠한 힘이 작용해 변화를 일으키지 않는 이상 모집단의 특성은 비교적 일정할 것이라 간주하며 이러한 특성을 우리는 모집단의 모수(parameter)라 한다. 집중화 경향을 나타내는 평균에 대해 관심을 가지는 이유도 비교적 일정하게 유지되는 특성 때문인 것이다. 그러나 모집단 전체를 측정하지 않는 이상 모집단의 모수를 확실하게 알 수는 없는 것이 현실이며 모집단 전체를 측정한다면 시간, 경비, 인력 등이 큰 문제로 다가온다.

따라서 모집단의 특성을 가장 잘 반영한 표본을 추출함으로써 관심있는 모집단을 추론하게 되며 가설검정을 통하여 주관적인 판단에서 객관적으로 판단할 수 있는 근거를 제시할 수 있게 된다. 한마디로 가설검정을 하는 이유는 관측(추출)된 표본을 분석하여 모수에 대한 예상, 추측 또는 주장을 검정하기 위함이다. 여기서 반드시 기억해야 할 중요한 사실은 표본을 관측하는 것은 표본 자체에 대한 정보를 얻기 위함이 아니고 표본 데이터 분석을 통하여 모집단에 대한 정보를 얻고 적절한 의사결정과 조치를 취하는 데 목적이 있음을 알아야 한다.

1) 가설의 수립

가설검정에서의 가설은 귀무가설(null hypothesis; H_0)과 대립가설(alternative hypothesis; H_1)로 설정하는데, 귀무가설은 '차이가 없다' 또는 '관계가 없다' 등으로 설정(일반적으로 알려져 있는 사실)하며 대립가설은 '차이가 있다' 또는 '관계가 있다' 등으로 설정한다. 대부분의 통계적 가설검정에서 실제로 관심을 두고 주장하고자 하는 가설이 대립가설이다.

가설은 대립가설을 어떻게 수립하는지에 따라 그 종류가 결정된다. 다음 예들과 같이 대립가설은 연구목적에 따라 다양한 형태로 수립된다.

표 1.1 가설의 비교

귀무가설(H_0)	대립가설(H_1)
▪ 대립가설과 상반되는 가설이며 H_0로 표기 ▪ 검정하려는 가정 혹은 가설 ▪ 효과가 없다, 차이가 없다, 서로 다르지 않다는 내용의 가설 ▪ 반증의 대상 ▪ 일반적으로 알려져 있는 사실 ▪ 기각할 만한 충분한 증거가 제시될 때까지 참인 것으로 간주	▪ 표본으로부터 확실한 근거에 의하여 입증하고자 하는 가설로서, H_1(혹은 H_A)으로 표기 ▪ 우리가 관심 혹은 심증을 갖는 가설 ▪ 효과가 있다, 차이가 있다, 서로 다르다는 내용의 가설 ▪ 연구에서의 주요 관심 ▪ 주장하고 싶은 가설 ▪ H_0가 기각될 경우 참으로 간주

첫 번째, 지역에 따라 남성과 여성의 특정 질병 발병률의 차이를 알고 싶은 경우에 사용되는 가설수립의 예시이다.

- 귀무가설(H_0): 지역에 따라 남성과 여성의 특정 질병 발병률이 같다.
- 대립가설(H_1): 지역에 따라 남성과 여성의 특정 질병 발병률이 다르다.

두 번째, 흡연자 집단의 폐 파괴지수는 비흡연자 집단의 폐 파괴지수보다 더 높은지를 알고 싶은 경우에 사용되는 가설수립의 예시이다.

- 귀무가설(H_0): 흡연자 집단의 폐 파괴지수 평균은 비흡연자 집단의 폐 파괴지수 평균과 같다.
- 대립가설(H_1): 흡연자 집단의 폐 파괴지수 평균은 비흡연자 집단의 폐 파괴지수 평균보다 더 높다.

세 번째, 외래 진료의 경우 오전이 오후보다 대기시간이 더 짧다는 사실을 알고 싶은 경우에 사용되는 가설수립의 예시이다.

- 귀무가설(H_0): 오전과 오후의 외래 진료 평균 대기시간이 같다.
- 대립가설(H_1): 오전 외래 진료 평균 대기시간이 오후 외래 진료 평균 대기시간보다 짧다.

위 3가지의 가설 수립의 예시에서 대립가설을 살펴보면 첫 번째 대립가설은 '다르다', 두 번째 대립가설은 '높다', 세 번째 대립가설은 '짧다'인 것을 알 수 있다. 이를 수학 기호로 나타내면 차례대로 $\neq$, >, <로 적을 수 있다. 대립가설이 어떻게 수립되었는지에 따라 양쪽(양측)을 생각하느냐 한쪽(단측)만 생각하느냐로 나뉠 수 있는데, 전자를 양측검정(two-sided test), 후자를 단측검정(one-sided test)이라 하며 이에 대한 자세한 설명은 가설검정의 기본용어에서 설명하기로 한다.

02 가설검정 기본용어

가설검정에서 사용되는 기본적인 용어를 살펴보면 다음과 같다.

» 유의수준(significance level); α

귀무가설이 사실(참)임에도 불구하고 귀무가설을 기각하고 대립가설을 채택할 확률을 말한다. 즉, 귀무가설이 사실(참)일 때 귀무가설을 기각하는 오류를 범할 확률의 최대 허용한계이며, 제1종 오류(type I error, 1.4절 참고)라고 한다. 유의수준 α는 가설검정에서 가장 먼저 결정해야 되는 매우 중요한 부분이며 자료분석과 관련된 학문 분야에서 이미 사용되고 있는 유의수준 α나 선행연구 논문 등을 참고하여 결정하게 된다. 일반적으로 유의수준 α 값은 0.05(5%)를 사용하며 경우에 따라서 0.01(1%) 혹은 0.10(10%)을 사용한다.

» 검정통계량(test statistic)

귀무가설과 대립가설의 수립 후 표본으로부터 구하는 통계량[1]으로 귀무가설을 기각할 것인지 혹은 채택할 것인지 결정하기 위해 가설검정에 사용되는 통계량을 말한다. 이렇게 구해진 통계량을 검정통계량이라 하고 귀무가설에서 주어지는 모집단 분포의 모수(임계값; critical value)와 비교하여 가설검정을 하게 된다.

» 임계값(critical value)

기각역과 채택역을 나누는 경곗값이며 귀무가설에서 주어지는 모집단 분포의 모수값이다. 이미 정해진 유의수준 α 값에 따라 해당 모집단 분포에서 결정되는 값으로 검정통계량과 비교하여 귀무가설의 채택 혹은 기각 여부를 결정하게 된다.

1 표본을 잘 설명할 수 있는 값/변수/특성량으로 일정한 분포를 따르는 확률변수. 평균, 중앙값, 최빈값, 표준편차 등이 있음.

» 유의확률(p-value)

귀무가설이 옳다는 가정하에서 관측된 사건이나 혹은 이보다 더욱 귀무가설에 반하는 사건이 일어날 확률을 말한다. 귀무가설을 기각할 수 있는 최소의 유의수준을 뜻하며 귀무가설이 거짓이라는 결론을 내릴 때, 우리의 판단이 잘못되었을 위험을 말한다. 유의확률은 작을수록 관측된 사건(표본)이 귀무가설에 배치되는 강한 증거가 된다. 귀무가설하에서 관찰된 검정통계량의 값보다 더 극단적인 값이 나올 확률을 의미하며 꼬리확률이라고도 한다. 유의확률은 검정통계량에서 구해지는 확률이며, 손으로 쉽게 구할 수 있는 값은 아니다. 연구자가 가설검정을 쉽게 수행할 수 있도록 모든 통계 소프트웨어(R, SAS, SPSS 등)에서는 유의확률을 제공한다. 유의확률과 유의수준 α를 비교하여 귀무가설의 채택 혹은 기각 여부를 결정하게 된다.

» 기각역(rejection region)

검정통계량의 분포에서 귀무가설을 기각하는 영역을 말한다.

» 채택역(acceptance region)

검정통계량의 분포에서 귀무가설을 채택하는 영역을 말한다.

위의 용어를 그림으로 살펴보면 [그림 1.1]과 같다. 먼저 오른쪽 꼬리를 살펴보면, 음영부분은 유의수준 α를 나타내며 유의확률이 유의수준 α보다 더 작은 확률을 가지게 될 경우([그림 1.1] 왼쪽 그림) 귀무가설을 기각하게 된다. 이는 주어진 유의수준 α에 해당하는 임계값보다 검정통계량이 더 큰 경우 귀무가설을 기각하게 되는 것과 동일한 경우이다. 이와 반대로, 유의확률이 유의수준 α보다 더 큰 확률을 가지게 될 경우([그림 1.1] 오른쪽 그림) 귀무가설을 받아들이게 된다. 이는 주어진 유의수준 α에 해당하는 임계값보다 검정통계량이 더 작은 경우로 귀무가설을 받아들이게 되는 것과 동일한 경우이다.

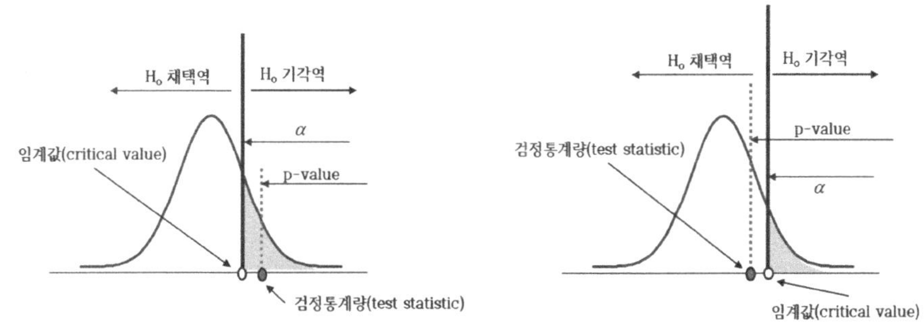

그림 1.1 유의수준(α)과 유의확률(p-value) 오른쪽 꼬리

반면 왼쪽 꼬리를 살펴보면, 음영부분이 유의수준 α일 경우, 유의확률이 유의수준 α보다 더 작은 확률을 가지게 되면([그림 1.2] 왼쪽 그림) 귀무가설을 기각하게 된다. 이는 주어진 유의수준 α에 해당하는 임계값보다 검정통계량이 더 작은 경우 귀무가설을 기각하게 되는 것과 동일한 경우이다. 이와 반대로, 유의확률이 유의수준 α보다 더 큰 확률을 가지게 될 경우([그림 1.2] 오른쪽 그림) 귀무가설을 받아들이게 된다. 이는 주어진 유의수준 α에 해당하는 임계값보다 검정통계량이 더 큰 경우로 귀무가설을 받아들이게 되는 것과 동일한 경우이다.

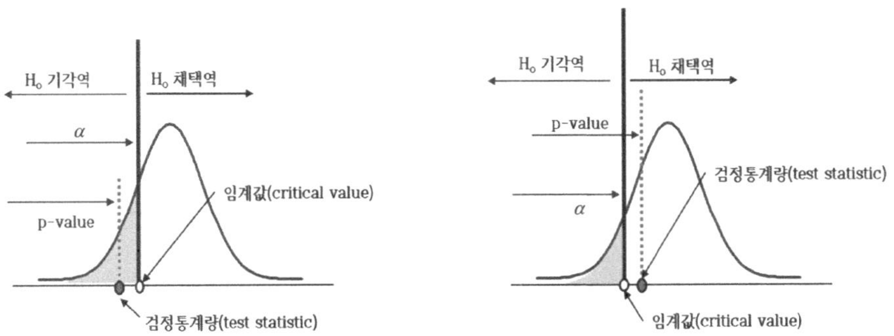

그림 1.2 유의수준(α)과 유의확률(p-value) 왼쪽 꼬리

» 검정력(Power)

귀무가설이 옳지 않은 경우 이를 기각하는 확률을 말하며 귀무가설의 거짓을 검출하여 내는 확률(0에서 1 사이의 값)로 정의된다. 유의수준 α와는 반대로 귀무가설이 거

짓일 때 귀무가설을 채택할 오류를 범할 확률을 제2종 오류(type II error, 1.4절 참조) β라 할 때 검정력은 $1-\beta$로 표현된다. 검정력이 높으면 높을수록 가설검정의 결과를 더 신뢰하게 된다.

» 양측검정(two-sided test)

기각역이 각각 왼쪽과 오른쪽 두 개의 부분으로 구성되는 가설검정으로 양쪽 기각역의 확률을 합친 값이 유의수준 α가 된다. 앞에서의 가설수립 첫 번째 예시인 지역에 따라 남성과 여성의 특정 질병 발병률이 다른지를 알고 싶은 경우가 해당된다. [그림 1.3]은 좌우대칭인 분포(표준정규분포 혹은 t 분포)의 예를 나타낸 것이며 양측을 생각하기 때문에 유의수준값을 절반으로 나누어 검정하여야 한다. 유의수준 α가 0.05일 경우 양측검정을 하면 오른쪽 기각역에 해당하는 확률은 0.025가 되고 왼쪽 기각역에 해당하는 확률 역시 마찬가지로 0.025가 된다. 이 경우 표준정규분포를 예로 들면 오른쪽 임계값(+임계값)은 1.645가 아니라 1.96이 된다.

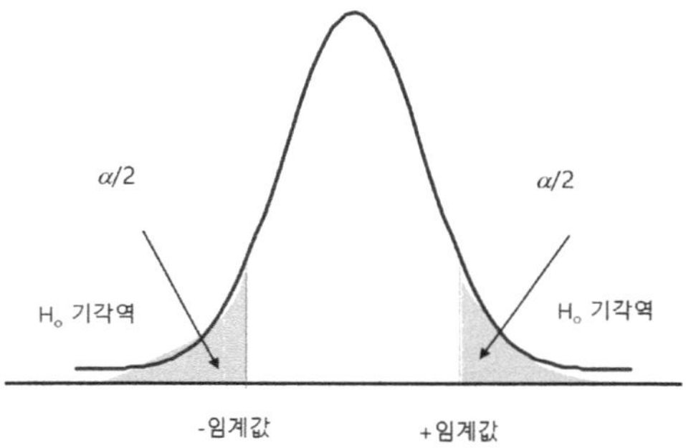

그림 1.3 양측검정

» 단측검정(one-sided test)

기각역이 왼쪽 또는 오른쪽의 한쪽으로만 구성되는 가설검정으로 기각역이 왼쪽에 있으면 왼쪽검정(left-sided test), 기각역이 오른쪽에 있으면 오른쪽검정(right-sided test)이라 한다. 단측검정에서는 한쪽 기각역이 유의수준 α가 된다. 위의 가설수립 예시에서 폐 파괴지수의 예시는 오른쪽검정 경우이고 외래 진료의 경우는 왼쪽 검정 예이다. [그림 1.4] 역시 좌우대칭인 분포(표준정규분포 혹은 t 분포)의 예를 나타낸 것이다.

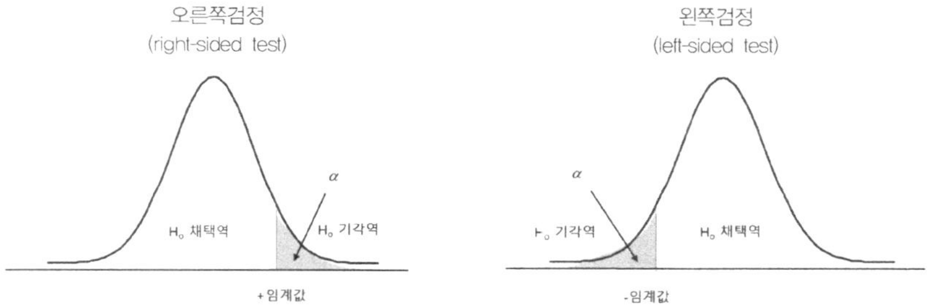

그림 1.4 단측검정

03 가설검정의 판단

가설검정에서의 의사결정은 두 가지로 할 수 있다. 먼저 임계값과 검정통계량의 비교를 보여주는 [표 1.2]를 통하여 귀무가설의 채택/기각을 결정하게 된다.

표 1.2 임계값 vs 검정통계량

검정	귀무가설 기각	임계값 산출에서의 사용 유의수준 α값
오른쪽 단측검정	임계값 < 검정통계량	α
왼쪽 단측검정	임계값 > 검정통계량	α
양측검정	임계값 > |검정통계량|	$\alpha/2$

다음으로 유의수준 α와 유의확률의 비교를 보여주는 [표 1.3]을 통해 판단한다. 통계 소프트웨어를 사용하는 경우에 해당이 되며 대부분의 통계분석에서 사용하는 기준이다.

표 1.3 유의수준(α) vs 유의확률(p-value)

검정	귀무가설 기각
단측검정	p-value < α
양측검정	p-value < $\alpha/2$

04 가설검정에서의 오류

가설검정에서는 검정의 결과로 가설을 채택 또는 기각함에 따라서 오류가 생길 수밖에 없는데 이는 표본을 이용하여 모집단(연구 대상 전체)을 추론하기 때문이다. 가설검정에서 오류는 완전히 배제할 수 없으며, 단지 어느 정도의 작은 확률로 오류를 피할 수밖에 없는 것이 현실이다. 가설검정에서 오류는 아래 두 가지로 정리된다.

» 제1종 오류(type I error): α risk

귀무가설을 채택했어야 함에도 불구하고 이를 기각하는 오류로 실제 차이가 없는데 차이가 있다고 잘못된 결론을 내릴 확률을 말한다. 이것은 우리가 표본으로부터 얻은 검정 결과가 우연에 의해 잘못 판단되었을 가능성에 대한 위험이 된다. α는 일반적으로 5%로 설정하며 경우에 따라서 1%, 10%를 설정한다. 유의수준과 같은 값으로 정의된다.

» 제2종 오류(type II error): β risk

귀무가설을 기각했어야 함에도 불구하고 이를 채택하는 오류로 실제 차이가 있는데 차이가 없다라고 잘못된 결론을 내릴 확률을 말한다. β는 일반적으로 10%를 설정한다. 의과학연구에서는 대부분 20%를 적용, 설정한다.

가설검정을 수행할 때 이와 같은 두 가지 오류를 범할 확률을 되도록 작게 하는 것이 바람직하나, 두 가지 오류를 동시에 최소로 할 수 있는 검정 방법은 일반적으로 존재하지 않는다. 따라서 실질적으로 보다 중요한 의미를 가지는 제1종 오류를 범할 확률을 미리 지정된 유의수준으로 검정하는 방법을 사용한다. 그러나 연구목적에 따라 제2종 오류가 더 중요한 경우가 있을 수 있다. [표 1.4]는 가설검정에서의 오류를 정리한 표이다. [표 1.4]를 참조하여 제1종 오류가 더 중요한 경우와 제2종 오류가 더 중요한 경우를 각각 사형과 제약회사와 관련된 예시를 들어 알아볼 것이다.

표 1.4 가설검정에서의 오류

의사결정 \ 실제	H_0 참(H_1 거짓)	H_0 거짓(H_1 참)
귀무가설 H_0 채택	옳은 결정($1-\alpha$)	제2종 오류(β)
귀무가설 H_0 기각	제1종 오류(α)	옳은 결정($1-\beta$)

» 제1종 오류가 더 심각한 경우

살인 용의자로 법정에 선 어느 선량한 시민이 있다고 가정해 보자. 이 사람은 실제로 살인을 저지르지 않은 결백한 사람이지만, 재판 과정에서 살인의 죄명으로 사형을 선고받았다고 가정(제1종 오류)하면 무죄인 사람이 억울하게 사형을 당하는 심각한 오류에 해당된다. 반면, 실제 살인을 저지른 용의자가 재판에서 무혐의로 풀려나오게 된다면(제2종 오류) 살인자를 풀어주는 오류를 범하게 된다. 이 예의 경우 무죄인 사람이 사형 선고로 사형이 집행된다면 한 번 죽은 사람은 되돌릴 수 없기에 매우 치명적인 오류가 되지만 풀려난 살인자는 다시 체포하여 처벌을 받을 수 있는 기회가 부여된다. 즉, 제1종 오류가 제2종 오류보다 훨씬 치명적인 것을 알 수 있다.

표 1.5 제1종 오류가 더 심각한 사례

의사결정 \ 실제	H_0 참(결백)	H_0 거짓(살인)
무죄 판결 귀무가설 H_0 채택	옳은 결정($1-\alpha$)	제2종 오류(β)
사형 선고 귀무가설 H_0 기각	**제1종 오류(α)**	옳은 결정($1-\beta$)

» 제2종 오류가 더 심각한 경우

어느 제약회사에서 신약을 개발하였고 그 신약은 기존의 약에 비해 실제로 효과가 월등하다. 효과가 동일하지 않고 신약이 훨씬 좋은데도 불구하고 효과가 동일하다고 판단(제2종 오류)하여 신약 개발을 하지 않는다면 신약의 획기적 효과를 볼 수 있는 환자에게는 치료 기회를 놓치게 되는 치명적 오류를 범하게 되며 신약 개발이 중단되면 다시는 신약에 대한 효과는 기대할 수 없게 된다. 반면 기존 약과 신약의 효과가 동일함에도 불구하고 신약의 효과가 월등하다고 판단(제1종 오류)하는 경우는 인력 및 비용 낭비 등의 오류를 범하지만 다시 검증하여 신약 판매를 중지할 수 있는 기회는 주어지게 된다. 이 경우 제2종 오류가 더 치명적이라 할 수 있다.

표 1.6 제2종 오류가 더 심각한 사례

실제 / 의사결정	H_0 참(효과 동일)	H_0 거짓(신약이 효과 월등)
효과 동일 판단 귀무가설 H_0 채택	옳은 결정(1-α)	**제2종 오류(β)**
신약 효과 월등 판단 귀무가설 H_0 기각	제1종 오류(α)	옳은 결정(1-β)

제1종 오류를 작게 해야 할지 제2종 오류를 작게 해야 할지는 연구목적이 무엇이며 어느 오류가 더 치명적인지를 고려하여 결정하여야 한다. 그러나 대부분의 비교연구에서는 제1종 오류를 더 심각한 경우로 보며, 더 중요한 의미를 가지는 제1종 오류를 범할 확률을 미리 지정된 유의수준으로 하는 검정방법을 사용한다.

2장

표본크기의 산출

01 표본크기

표본크기(sample size)는 연구에 포함된 대상자(대상 환자)나 참가자 수를 말하며 관찰 수(number of observations)라고도 한다. 통계학적으로는 모집단에서 확률표본추출을 할 경우 추출되는 대상의 숫자 크기라 할 수 있다.

1. 표본크기의 중요성

표본크기는 추정의 정확성과 결론 도출을 위한 연구의 검정력 등 통계적 속성에 크게 영향을 미치게 된다. 따라서 알아내고자 하는 연구가설에 신뢰성 있는 해결안을 제공하기 위해서는 적정 크기의 표본이 필요하다.

표본크기가 너무 작은 시험은 결정적이지 않은 결과를 낳을 수 있으며 비윤리적인 것으로 간주될 수 있다. 또한, 인간이 실험실 동물을 대상으로 하는 연구의 경우에는 연구가 유용한 정보를 제공할 것이라는 객관적인 지표가 있는 경우에만 정당화될 수 있다.

마찬가지로, 표본크기가 너무 큰 경우는 부족한 자원을 낭비하고 필요한 것보다 많은 대상자를 관련 위험에 노출시킬 수 있으므로 연구에 사용되는 적정한 표본크기의 결정은 연구설계에서 중요한 단계가 된다.

2. 표본크기의 계산

연구설계 단계에서 반드시 표본크기의 계산(sample size calculations)이 되어야 한다. 특히 전향적 연구(prospective study)는 연구 시작 전에 미리 표본크기를 계산하여 결정하여야 한다.

» 표본크기 계산의 목적

임상적으로 처리(treatment)가 상대적 효과를 가진다는 사실을 증명하기 위해서 대상자 수를 결정하는 것이다.

» 표본크기 계산의 이유

첫 번째로 승인기관이나 위원회가 요구하기 때문이고, 두 번째로 수없이 많은 연구들이 매우 낮은 검정력을 가지고 있으므로 표본크기를 계산하기에 부적절한 예시가 되고 있기 때문이다. 세 번째 이유는 검정력(power) 계산으로, 이는 얼마나 많은 대상자가 필요한지 혹은 필요하지 않은지 평가할 수 있다. 네 번째는 적정 표본크기를 산출했지만 충분한 대상자를 모집하지 못한 경우, 정밀도를 증가시키거나 설계를 변경하여 검정력을 높일 수 있게 조정(adjustment)을 할 수 있기 때문이다. 끝으로, 가장 큰 이유는 불가능한 분석을 하기 위해 시간과 돈을 낭비하지 않을 수 있기 때문이다.

3. 표본크기 계산의 구성요소(the components for sample size calculations)

표본크기를 계산할 경우 다음과 같은 요소들이 구성 요소로 미리 선정되어야 한다.

- 유의수준(α): type I error, 일반적으로 0.05(5%)로 정한다.
- beta(β): type II error, 일반적으로 0.2(20%)로 정한다.
- power: 1-β, 일반적으로 0.8(80%)로 정한다.
- 연구 관심 대상의 최소 효과(the smallest effect of interest): 연구자가 고려하는 생물학적으로 타당하고 임상적으로 적절한 그룹 간의 최소 차이
- 분산(variance): 표준편차(standard deviation; SD)와 같이 표현되는 측정결과의 변동(variability)

02 효과크기

효과크기(effect size)는 두 그룹 간의 차이를 숫자로 나타낸 것으로 임상시험에서 치료효과의 크기를 뜻한다. 효과크기는 효과에 대한 양이나 크기를 말하며 비교 집단의 차이를 나타내는 '표준화 지표'를 말한다. 비교 집단들 사이의 차이가 없으면 효과크기는 0이 되고 통계학적으로 두 변수 사이의 연관성의 강도를 수치화한 것으로 설명할 수 있다. 효과크기를 유효크기라고도 하며, 통계적 분석 방법에 따라 측정 방법이 다양하게 사용된다. 효과크기가 크면 실험군이 대조군에 비해 충분히 차이가 있음을 나타내고 표본크기가 작아지게 된다. 표본크기는 임상적 의미가 있는 최소크기로 정하며 임상연구자에 의하여 결정되며 이 경우 결정을 하게 된 근거나 논리를 제시할 수 있어야 한다. 연구를 시작하기 전 가장 정하기가 어려운 것이 효과크기이며, Polit and Sherman(1990)은 다음과 같은 기준으로 효과크기 결정을 제시하였다(이재원 등, 2005).

첫 번째, 이미 시행되어 발표된 연구문헌, 즉 과거의 유사한 연구결과를 이용하여 효과크기를 추정한다. 이 경우 관계되는 연구가 많을 때는 메타분석(meta analysis)에서의 효과크기 결합 등을 사용해서 추정한다.

두 번째, 계획한 연구에 대해 선행연구나 관계되는 연구가 거의 없거나, 처음 시행되는 연구인 경우는 작은 규모의 시험 연구(pilot study)를 실시하여 그 시험 연구의 결과를 근거로 효과크기를 추정한다.

세 번째, 시간과 경비 등의 문제로 시험 연구가 어렵다면 '가상표(dummy table)'를 작성하여 임상적, 이론적으로 가치가 있어서 충분히 크다고 간주할 수 있는 가장 작은 효과크기를 계산한다(cf. Yarandi, 1991). 이 방법 역시 임상적, 이론적 근거 제시가 필요하다. 끝으로, 위의 방법들을 적용할 수 없는 경우 사용하는 방법으로 Cohen(1988)의 효과크기 평가를 기준으로 한다. 평가 기준은 과거의 연구 경험으로 단지 효과크기가 작은지(small), 적당한지(medium), 큰지(large)만을 결정하여 그에 따라 정해진 추정치를 할당하는 방법이다. 이 방법은 연구 결과로 제시되는 효과크기가 이해하기 어렵다는 사실을 극복하기 위해서 Cohen(1988)이 연구목적에 따라 임의로 small, medium, large로 구분하여 직관적으로 이해하기 쉽게 소개하였다. 이 방법에서의 특이 사항은 새로운 연구 분야에서는 보통 효과크기가 작다(small)를 선정해야 한다는 것이다.

다음의 [표 2.1]은 여러 가지 통계적 분석 방법에 따른 효과크기의 계산공식과 Cohen(1988)이 제시한 효과크기의 정도를 나타낸 표이다. 표에 기술된 효과크기는 대표적으로 많이 사용하는 통계적 방법에 대한 효과크기이다.

표 2.1 여러 가지 검정의 효과크기

검정	효과크기	효과크기 값		
		small	medium	large
두 독립 집단의 평균비교 (μ_1 vs. μ_2) t-test	$d = \frac{\lvert \mu_1 - \mu_2 \rvert}{\sigma}$ 여기서, $\sigma = \sqrt{\frac{\sigma_1^2 + \sigma_2^2}{2}}$ 혹은 $\sigma = \sqrt{\frac{(n_1-1)\sigma_1^2 + (n_2-1)\sigma_2^2}{(n_1+n_2-2)}}$	0.2	0.5	0.8
여러 집단의 평균비교 (one-way ANOVA, fixed effect) F-test	$f = \frac{\sigma_\mu}{\sigma}$ 여기서, $\sigma_\mu^2 = \frac{\sum_{i=1}^{k} n_j(\mu_i - \mu)^2}{N}$	0.1	0.25	0.4
두 집단의 비율비교 (π_1 vs. π_2) z-test	$h = \Phi_1 - \Phi_2$ 여기서, $\Phi_i = 2arcsin\sqrt{\pi_i}$	0.2	0.5	0.8
상관분석, t-test	ρ	0.1	0.3	0.5
다중회귀분석, F-test	$f^2 = \frac{R^2}{1-R^2}$	0.02	0.15	0.35
카이제곱 검정 (goodness of fit and contingency) χ^2-test	$w = \sqrt{\sum \frac{(\pi_{1i} - \pi_{0i})^2}{\pi_{0i}}}$	0.1	0.3	0.5

2부

평균검정에 필요한 표본크기

3장

단일 집단의 평균검정

01 기호 설명

02 표본크기 산출 요약표

03 동일성검정

04 단측검정

05 비열등성/우월성검정

06 동등성검정

01 기호 설명

아래의 [표 3.1]은 표본크기를 산출하기 위한 식에서 사용되는 기호와 그 기호가 의미하는 내용이 정리된 표이다.

표 3.1 표본크기 산출을 위한 기호 및 의미

기호(symbols)	의미(meaning)	사용 예
n	표본크기(sample size)	
α	유의수준(제1종 오류)	0.05, 0.1, 0.025
β	제2종 오류	0.2, 0.1
$1-\beta$	검정력(power)	0.8, 0.9
σ	(이미 알고 있는) 모집단의 표준편차	
s	표본의 표준편차	선행 연구결과의 표준편차
δ	검정한계(testing margin)	0.1, 0.2
z_α	표준정규분포 score	정규분포를 따르는 모집단에서 확률 α까지의 누적분포함수 값에 해당하는 값(임계값) $z_{1-\alpha/2}=z_{0.975}=1.96$
Φ	표준정규분포함수 (누적분포함수)	$\Phi(1.96)=0.975$
Φ^{-1}	표준정규분위수함수	정규분포를 따르는 모집단에서 특정 누적분포함수 값에 해당하는 분위수 값의 함수 $\Phi^{-1}(0.975)=z_{1-\alpha/2}=z_{0.975}=1.96$ ($\alpha=0.05$일 경우)
T_{n-1}	비중심 t 분포 함수 (누적분포함수)	$T_{n-1}\left(t_{1-\frac{\alpha}{2}} \middle| t\right)$: 자유도($df$)가 $n-1$, 비중심모수(non-centality parameter) t를 따르는 비중심(non-centality) t 분포의 누적분포함수
T_{n-1}^{-1}	비중심 t 분포 분위수함수	자유도(df)$=n-1$

[표 3.1]에서 표준정규분포함수(누적분포함수 Φ)에 대한 R 명령어는 pnorm이고, 표

준정규분위수함수(Φ^{-1})에 대한 R 명령어는 qnorm을 사용하면 된다.

$$\Phi(1.96) = pnorm(1.96) = 0.975$$

$$\Phi^{-1}(0.975) = z_{1-\alpha/2} = z_{0.975} = qnorm(0.975) = 1.96 \ (\alpha = 0.05\text{일 경우})$$

또한 [표 3.1]에서 t 분포 함수(누적분포함수 T)에 대한 R 명령어는 pt이고, t 분포 분위수함수(T^{-1})에 대한 R 명령어는 qt를 사용하면 된다.

$$T(2.776,\ df = 4) = pt(2.776, df = 4) = 0.975$$

$\alpha = 0.05$ 일 경우,

$$T^{-1}(0.975, df = 4) = t_{1-\alpha/2,4} = t_{0.975,4} = qt(0.975, df = 4) = 2.776$$

비중심 t 분포(noncentral t-distribution)의 경우는 pt(qt, df, ncp)를 사용하면 된다. R code 중 ncp에 비중심성 모수(non-centrality parameter)를 입력하면 된다. 참고로, 비중심 t 분포(noncentral t-distribution)는 비중심성 모수(non-centrality parameter)를 사용하여 student t 분포를 일반화한 분포를 말한다.

02 표본크기 산출 요약표

단일 집단의 평균비교에 대한 표본크기 산출을 요약한 표이다.

표 3.2 단일 집단의 평균비교에 대한 표본크기 산출 요약표

통계적 가설검정		모집단 분산	예제
동일성검정 (equality test)	양측검정 (two-sided test)	모집단의 분산을 아는 경우 (1 sample z-test)	예제 3.1
		모집단의 분산을 모르는 경우 (1 sample t-test)	예제 3.2

<table>
<tr><th colspan="2">통계적 가설검정</th><th>모집단 분산</th><th>예제</th></tr>
<tr><td rowspan="2">동일성검정
(equality test)</td><td rowspan="2">단측검정
(one-sided test)</td><td>모집단의 분산을 아는 경우
(1 sample z-test)</td><td>예제 3.3</td></tr>
<tr><td>모집단의 분산을 모르는 경우
(1 sample t-test)</td><td>예제 3.4</td></tr>
<tr><td colspan="2" rowspan="2">비열등성/우월성검정
(non-inferiority/superiority test)</td><td>모집단의 분산을 아는 경우
(1 sample z-test)</td><td>예제 3.5</td></tr>
<tr><td>모집단의 분산을 모르는 경우
(1 sample t-test)</td><td>예제 3.6</td></tr>
<tr><td colspan="2" rowspan="2">동등성검정
(equivalence test)</td><td>모집단의 분산을 아는 경우
(1 sample z-test)</td><td>예제 3.7</td></tr>
<tr><td>모집단의 분산을 모르는 경우
(1 sample t-test)</td><td>예제 3.8</td></tr>
</table>

03 동일성검정

1. 양측검정

단일 모집단의 평균(μ)이 어느 특정 목푯값과 다른가를 검정하는 동일성검정(equality test)을 실시할 때 필요한 표본크기를 산출한다. 특정 목푯값(비교하고자 하는 값; reference value)을 μ_0라 할 때 연구목적의 가설은 다음과 같다.

$$\text{귀무가설 } H_0 : \ \mu = \mu_0$$

$$\text{대립가설 } H_1 : \ \mu \neq \mu_0$$

위에서 수립한 가설을 검정하기 위한 표본크기의 산출식과 검정력을 구하는 식은 다음과 같이 정의된다.

» 표본크기

- 모집단의 분산을 아는 경우(z-test): $n=\sigma^2\left(\frac{z_{1-\alpha/2}+z_{1-\beta}}{\mu-\mu_0}\right)^2$
- 모집단의 분산을 모르는 경우(t-test): $n=s^2\left(\frac{z_{1-\alpha/2}+z_{1-\beta}}{\mu-\mu_0}\right)^2+\frac{z_{1-\alpha/2}^2}{2}$

» 검정력

- 모집단의 분산을 아는 경우(z-test):

$$1-\beta=\Phi\left(z-z_{1-\frac{\alpha}{2}}\right)+\Phi\left(-z-z_{1-\frac{\alpha}{2}}\right),\ z=\frac{\mu-\mu_0}{\sigma/\sqrt{n}}$$

- 모집단의 분산을 모르는 경우(t-test):

$$1-\beta=1-T_{n-1}\left(t_{1-\frac{\alpha}{2}}|t\right)+T_{n-1}\left(-t_{1-\frac{\alpha}{2}}|t\right),\ t=\frac{\mu-\mu_0}{s/\sqrt{n}}$$

여기서, $T_{n-1}\left(t_{1-\frac{\alpha}{2}}|t\right)$은 자유도$(df)$가 $n-1$, 비중심모수(non-centality parameter) t를 따르는 비중심(non-centality) t 분포의 누적분포함수

예제 3.1 양측검정 - 모집단의 분산을 아는 경우

골다공증의 진행을 예방하기 위한 연구가 A 제약 회사에서 실행되었다. 약을 투약한 후 골밀도 수준은 2.5 SD로 측정되었다. 투약 전 이미 알려진 골밀도 수준 2.0 SD와 비교해서 차이가 있는지 알고 싶은 연구에서 필요한 환자 수를 계산하여 보기로 하자. 모집단의 분산은 1.5로 알려져 있다.

$$\alpha=0.05,\quad \text{power}=0.8,\quad \mu=2.5,\quad \mu_0=2.0,\quad \sigma^2=1.5$$

다음 box 안의 프로그램은 이를 해결하기 위한 R 코드이며 μ는 mu, μ_0는 mu0, σ는 sd로 나타내었다. 독자들이 필요한 환자 수를 구하기 위해서는 음영 처리된 부분의 숫자만 바꿔 주면 된다.

R Code

```
> mu=2.5
  mu0=2.0
  sd=sqrt(1.5)
  alpha=0.05
  beta=0.20
  n=(sd*(qnorm(1-alpha/2)+qnorm(1-beta))/(mu-mu0))^2
  n
< [1] 47.09328
```

위의 결과에서 알 수 있듯이 표본크기는 47.09328명으로 계산되었다. 대상이 사람이므로 무조건 올려 계산하면 다음과 같다.

```
> ceiling(n)  # 무조건 올림
< [1] 48
```

골다공증의 진행을 예방하기 위한 연구에 필요한 대상 환자 수는 총 48명으로 산출된다. 연구목적이나 계획에 따라 환자 모집 중 임상시험 도중에 탈락하는 경우가 생길 수 있다. 이처럼 중간에 탈락하는 경우 중도탈락률(drop rate)을 고려하여 최종 대상 환자 수를 산출하여야 한다. 중도탈락률을 10%라 하면 총 54명이 최종 산출된다.

```
> finalN <- ceiling(n)/(1-0.1)
  ceiling(finalN)
< [1] 54
```

이와 달리, 연구결과에 신뢰성을 부여하기 위해 검정력을 계산해야 되는 경우가 있다. 이때, 검정력 산출 공식을 이용하여 탈락률을 고려하지 않은 표본크기 n=48로 계산된 검정력은 다음과 같다.

```
> n=48
  mu=2.5
  mu0=2.0
  sd=sqrt(1.5)
  alpha=0.05
  z=(mu-mu0)/sd*sqrt(n)
  Power=pnorm(z-qnorm(1-alpha/2))+pnorm(-z-qnorm(1-alpha/2))
  Power
```

```
< [1] 0.8074304
```

골다공증 진행의 예방을 위한 연구에서 검정력은 80.7%로 통계 분석 결과를 신뢰할 만하다고 볼 수 있다. 위의 예제에서 수식을 이용한 R code를 작성하여 표본크기와 검정력을 계산하는 방법을 알아보았다. R code는 경우에 따라 상당히 번거로울 수 있으며 code 오류로 잘못된 결과를 도출할 수 있다. 이러한 오류를 범하지 않고 정확한 계산을 위해 R에서 제공하는 패키지(packages)를 이용하면 훨씬 편리하고 유용하게 계산할 수 있다. 위의 예시를 R package "asbio"를 이용하여 표본크기와 검정력을 산출해 보자.

R Code: package "asbio"

R은 표본크기를 산출하기 위해 사용할 수 있는 패키지가 다양하게 내재되어 있다. 모집단의 분산을 알고 있는 경우, 단일 모집단의 평균비교를 위한 표본크기는 패키지 "asbio"를 사용하여 계산할 수 있다.

```
> library(asbio)
  mu=2.5
  mu0=2.0
  sd=sqrt(1.5)
  zn<-power.z.test(effect=abs(mu-mu0)/sd, alpha=0.05, power=.8, test="two.tail")
```

위의 R 코드에서 effect는 효과크기로 $d = \frac{|\mu - \mu_0|}{\sigma}$ 를 나타낸다. 결과 zn은 표본크기 n 이외에도 다른 결과들을 포함하고 있기에 표본크기만 알아보면 다음과 같다.

```
> N<-zn$n;N
< [1] 47.09328
```

결과를 보면 47.0932명이 산출되었고 대상이 사람이므로 무조건 올려 계산하면 다음과 같다.

```
> ceiling(N) # 무조건 올림
< [1] 48
```

골다공증의 진행을 예방하기 위한 연구에 필요한 대상 환자 수는 총 48명으로 산출된다. 중도탈락률을 10%라 하면 총 54명이 최종 산출된다.

```
> finalN <- ceiling(N)/(1-0.1)
  ceiling(finalN)
< [1] 54
```

다음으로 검정력은 power 대신 n=48를 넣고 구하면 된다.

```
> # Power calculation
  library(asbio)
  mu=2.5
  mu0=2.0
  sd=sqrt(1.5)
  power.z.test(effect=abs(mu-mu0)/sd,alpha=0.05,n=48,test="two.tail")
< $power
  [1] 0.8074296
```

골다공증의 진행을 예방하기 위한 연구의 검정력은 80.7%로 통계 분석 결과를 신뢰할 만하다고 볼 수 있다.

예제 3.2 양측검정 - 모집단의 분산을 모르는 경우

예제 3.1과 같은 조건에서 모집단 분산은 알려져 있지 않고 선행과제에서의 분산이 1.5이다.

$$\alpha = 0.05, \quad \text{power} = 0.8, \quad \mu = 2.5, \quad \mu_0 = 2.0, \quad s^2 = 1.5$$

다음 box 안의 프로그램은 이를 해결하기 위한 R 코드이며 μ는 mu로, μ_0는 mu0, s는 sd로 나타내었다. 이제 R 프로그램을 활용하여 환자 수를 구해보자.

R Code

```
> mu=2.5
  mu0=2.0
  sd=sqrt(1.5)
  alpha=0.05
```

```
beta=0.20
n=(sd*(qnorm(1-alpha/2)+qnorm(1-beta))/(mu-mu0))^2+qnorm(1-alpha/2)^2/2
n
```

```
[1] 49.01401
```

위의 결과에서 알 수 있듯이 표본의 수는 49.01401명으로 계산되었다. 대상이 사람이므로 무조건 올려 계산하면 다음과 같다.

```
> N<-ceiling(n);N   # 무조건 올림
< [1] 50
```

골다공증 진행의 예방을 위한 연구에서 필요한 대상 환자 수는 총 50명으로 산출이 된다. 중도탈락률을 10%라 하면 총 56명이 최종 산출된다.

```
> finalN <- N/(1-0.1)
  ceiling(finalN)
< [1] 56
```

탈락률을 고려하지 않은 표본크기 n=50명으로 검정력을 계산하면 다음과 같다.

```
> # Power calculation
  mu=2.5
  mu0=2.0
  sd=sqrt(1.5)
  N=50
  t=(mu-mu0)/sd*sqrt(N)
  Power= 1-pt(qt(0.975,N-1),N-1,t)+pt(-qt(0.975,N-1),N-1,t)
  Power
< [1] 0.807792
```

폐경 후 여성의 골다공증의 진행을 예방하기 위한 연구의 검정력은 80.8%로 통계분석 결과를 신뢰할만하다고 볼 수 있다.

R Code: package “pwr”

R은 표본의 크기를 산출하기 위해 사용할 수 있는 패키지가 다양하게 내재되어 있다. 모집단의 분산을 모르는 경우, 단일 모집단의 평균비교를 위한 표본크기는 패키지

“pwr”를 사용하여 계산할 수 있다.

```
> library(pwr)
  mu=2.5
  mu0=2.0
  sd=sqrt(1.5)
  tn<-pwr.t.test(d=abs(mu-mu0)/sd,power=0.8,sig.level=0.05,
  type="one.sample", alternative="two.sided")
```

위의 R 코드에서 d는 효과크기로 $d = \frac{|\mu - \mu_0|}{s}$를 나타낸다. 결과 tn은 표본크기 n 이외에도 다른 결과들을 포함하고 있기에 표본크기만 알아보면 다음과 같다.

```
> N<-tn$n
  N
< [1] 49.04857
```

결과를 보면 49.05명이 산출되었고 대상이 사람이므로 무조건 올려 계산하면 다음과 같다.

```
> ceiling(N)  # 무조건 올림
< [1] 50
```

또한, 중도탈락률 10%를 고려하면 총 56명이 최종 산출된다.

```
> finalN <- ceiling(N)/(1-0.1)
  ceiling(finalN)
< [1] 56
```

다음으로 검정력은 power 대신 n=50을 대입하여 산출하면 된다.

```
> # Power calculation
  library(pwr)
  mu=2.5
  mu0=2.0
  sd=sqrt(1.5)
  pwr.t.test(d=abs(mu-mu0)/sd, n=50, sig.level=0.05, type="one.sample",
   alternative="two.sided")
< power=0.807792
```

골다공증의 진행을 예방하기 위한 연구의 검정력은 80.8%로 통계 분석 결과를 신뢰할만하다고 볼 수 있다.

04 단측검정

단일 모집단의 평균이 어느 특정 목푯값보다 큰지 혹은 작은지를 검정하고자 할 때 필요한 표본크기를 산출한다. 특정 목푯값(비교하고자 하는 값; reference value)을 μ_0라 할 때 연구목적의 가설은 다음과 같다.

귀무가설 $H_0: \mu = \mu_0$ 귀무가설 $H_0: \mu = \mu_0$

대립가설 $H_1: \mu < \mu_0$ 혹은 대립가설 $H_1: \mu > \mu_0$

위에서 수립한 가설을 검정하기 위한 표본크기의 산출식과 검정력을 구하는 식은 다음과 같이 정의된다.

» 표본크기

- 모집단의 분산을 아는 경우(z-test): $n = \sigma^2 \left(\frac{z_{1-\alpha} + z_{1-\beta}}{\mu - \mu_0} \right)^2$
- 모집단의 분산을 모르는 경우(t-test): $n = s^2 \left(\frac{z_{1-\alpha} + z_{1-\beta}}{\mu - \mu_0} \right)^2 + \frac{z_{1-\alpha}^2}{2}$

» 검정력

- 모집단의 분산을 아는 경우(z-test): $1 - \beta = \Phi\left(\frac{|\mu - \mu_0|}{\sigma / \sqrt{n}} - z_{1-\alpha} \right)$

■ 모집단의 분산을 모르는 경우(t-test):

$$1-\beta = 1 - T_{n-1}(t_{1-\alpha} \mid t) + T_{n-1}(-t_{1-\alpha} \mid t), \ t = \frac{\mu - \mu_0}{s/\sqrt{n}}$$

여기서, $T_{n-1}(t_{1-\alpha} \mid t)$은 자유도($df$)가 $n-1$, 비중심모수(non-centality parameter) t를 따르는 비중심(non-centality) t 분포의 누적분포함수

예제 3.3 단측검정 - 모집단의 분산을 아는 경우

특정 집단에서 출생한 아이의 몸무게가 전체 출생아의 평균 몸무게에 비해 작다는 사실을 발견한 선행연구가 있다. 집단이 속해 있는 지역에서 100명의 출생아 몸무게를 측정하여 평균 출생 몸무게 109 OZ.를 구하였다. 전체 신생아 출생 몸무게 평균은 117 OZ., 표준편차 22 OZ.로 알려져 있다.

$$\alpha = 0.05, \quad \text{power} = 0.8, \quad \mu = 109, \quad \mu_0 = 117, \quad \sigma^2 = 22^2$$

다음 box 안의 프로그램은 이를 해결하기 위한 R 코드이며 μ는 mu로, μ_0는 mu0, σ는 sd로 나타내었다. 이제 R 프로그램을 활용하여 환자 수를 구해보자.

R Code

```
> mu=109
  mu0=117
  sd=22
  alpha=0.05
  beta=0.20
  n=(sd*(qnorm(1-alpha)+qnorm(1-beta))/(mu-mu0))^2
  n
< [1] 46.75559
```

위의 결과에서 알 수 있듯이 표본크기는 46.75559명으로 계산되었다. 대상이 사람이므로 무조건 올려 계산하면 다음과 같다.

```
> N<-ceiling(n);N  # 무조건 올림
< [1] 47
```

출생아 몸무게 연구에 필요한 대상 환자 수는 총 47명이 산출된다. 중도탈락률을 10%를 고려하면 총 53명이 최종 산출된다.

```
> finalN <- N/(1-0.1)
  ceiling(finalN)
< [1] 53
```

중도탈락률을 고려하지 않은 표본크기 n=47명을 적용한 검정력은 다음과 같이 계산된다.

```
> # Power calculation
  mu=109
  mu0=117
  sd=22
  alpha=0.05
  n=47
  z=(mu-mu0)/sd*sqrt(n)
  Power=pnorm(abs(z)-qnorm(1-alpha))
  Power
< [1] 0.8018121
```

출생아 몸무게 연구의 검정력은 80.1%로 통계 분석 결과를 신뢰할만하다고 볼 수 있다.

R Code: package "asbio"

모집단의 분산을 알고 있는 경우, 단일 집단의 평균비교를 위한 표본크기는 패키지 "asbio"를 이용하여 계산할 수 있다.

```
> library(asbio)
  mu=109
  mu0=117
  sd=22
  zn<- power.z.test(effect=abs(mu-mu0)/sd, alpha=0.05, power=.8, test="one.tail")
```

위의 R 코드에서 effect는 효과크기로 $d = \frac{|\mu - \mu_0|}{\sigma}$ 를 나타낸다. 단측검정이므로 test = "one.tail"라는 옵션을 넣어준다. 결과 zn은 표본크기 n 이외에도 다른 결과들을 포함하고 있기에 표본크기만 알아보면 다음과 같다.

```
> zn$n
< [1] 46.75559
```

위의 결과에서 알 수 있듯이 표본크기는 46.75559명으로 계산되었다. 대상이 사람이므로 무조건 올려 계산하면 47명이 산출된다.

```
> N<- ceiling(zn$n);N
< [1] 47
```

중도탈락률 10%를 고려하면 총 53명이 최종 산출된다.

```
> finalN <- N/(1-0.1)
  ceiling(finalN)
< [1] 53
```

다음으로 검정력은 power 대신 n=47을 대입하여 산출하면 된다.

```
> # Power calculation
  library(asbio)
  mu=109
  mu0=117
  sd=22
  power.z.test(effect=abs(mu-mu0)/sd, alpha=0.05, n=47, test="one.tail")
< $power
  [1] 0.8013493
```

출생아 몸무게 연구 검정력은 80.1%로 통계 분석 결과를 신뢰할만하다고 볼 수 있다.

예제 3.4 단측검정 - 모집단의 분산을 모르는 경우

예제 3.3과 같은 조건에서 모집단 표준편차는 알려져 있지 않고 선행과제에서의 표본표준편차는 22이다.

$$\alpha = 0.05, \quad \text{power} = 0.8, \quad \mu = 109, \quad \mu_0 = 117, \quad s^2 = 22^2$$

다음 box 안의 프로그램은 이를 해결하기 의한 R 코드이며 μ는 m로, μ_0는 mu0, s는 sd로 나타내었다. 이제 R 프로그램을 활용하여 환자 수를 구해보자.

R Code

```
> mu=109
  mu0=117
  sd=22
  alpha=0.05
  beta=0.20
  n=(sd*(qnorm(1-alpha)+qnorm(1-beta))/(mu-mu0))^2+qnorm(1-alpha)^2/2
  n
< [1] 48.10836
```

위의 결과에서 표본의 수는 **48.10836**명으로 계산되었다. 대상이 사람이므로 무조건 올려 계산하면 다음과 같다.

```
> N<-ceiling(n);N   # 무조건 올림
< [1] 49
```

출생아 몸무게 연구에 필요한 대상 환자 수는 총 **49**명으로 산출된다. 중도탈락률을 10%라 하면 총 55명이 최종 산출된다.

```
> finalN <- N/(1-0.1)
  ceiling(finalN)
< [1] 55
```

탈락률을 고려하지 않은 표본크기 n=49명으로 검정력을 계산하면 다음과 같다.

```
> # Power calculation
  mu=109
  mu0=117
  sd=22
  alpha=0.05
  n=49
  t=(mu-mu0)/sd*sqrt(n)
  Power= 1-pt(qt(0.95,n-1),n-1,t)+pt(-qt(0.95,n-1),n-1,t)
  Power
```

```
< [1] 0.8063473
```

출생아 몸무게 연구의 검정력은 80.6%로 통계 분석 결과를 신뢰할만하다고 볼 수 있다.

R Code: package "pwr"

모집단의 분산을 모르는 경우, 단일 집단의 평균비교를 위한 표본크기는 패키지 "pwr"를 사용하여 계산할 수 있다.

```
> library(pwr)
  mu=109
  mu0=117
  sd=22
  tn<-pwr.t.test(d=abs(mu-mu0)/sd,power=0.8,sig.level=0.05,
  type="one.sample", alternative="greater")
```

위의 R 코드에서 d는 효과크기로 $d = \frac{|\mu - \mu_0|}{s}$를 나타낸다. 또한, 단측검정으로 type="one.sample"을 입력하고, 평균 출생 몸무게 117 OZ.가 특정 지역에서의 평균 출생 몸무게 109 OZ. 보다 크므로 alternative = "greater"를 입력한다. 결과 tn은 표본크기 n 이외에도 다른 결과들을 포함하고 있기에 표본크기만 알아보면 다음과 같다.

```
> n<-tn$n;n
```

```
< [1] 48.13767
```

대상이 사람이므로 무조건 올려 계산하면 다음과 같다.

```
> N<- ceiling(n);N
```

```
[1] 49
```

최종적으로 표본크기는 49명이 산출되었으며, 중도탈락률 10%를 고려하면 총 55명이 최종 산출된다.

```
finalN <- N/(1-0.1)
ceiling(finalN)
```

```
[1] 55
```

다음으로 검정력을 구해보면, power 대신 n=49를 대입하여 산출하면 된다.

```
# Power calculation
library(pwr)
mu=109
mu0=117
sd=22
n=49
pwr.t.test(d=abs(mu-mu0)/sd, n, sig.level=0.05,
type="one.sample",alternative="greater")
```

```
power=0.8063311
```

출생아 몸무게 연구의 검정력은 80.6%로 통계 분석 결과를 신뢰할만하다고 볼 수 있다.

05 비열등성/우월성검정

단일 모집단에 대한 평균(μ)이 어느 특정 목푯값(μ_0)에 대하여 우월한지 또는 열등한지를 검정하고자 할 때 필요한 표본크기를 산출하게 된다. 비열등성/우월성검정(non-inferiority/superiority test)의 기본 아이디어는 평균값과 목표값 간의 통계적으로 유의한 차이($\mu - \mu_0$)가 한계(margin) δ보다 크지 않다면 관심의 대상이 아니라는 것이다. 연구 목적에 따른 가설은 다음과 같다.

$$\text{귀무가설} \quad H_0 : \mu - \mu_0 \le \delta$$
$$\text{대립가설} \quad H_1 : \mu - \mu_0 > \delta$$

'비열등성' 혹은 '우월성' 여부는 비열등성/우월성한계(margin)인 δ가 양수인지 음수인지에 따라 달라진다. 만약 $\delta > 0$인 경우는 우월성검정(superiority test)이 되어 귀무가설의 기각은 단일 모집단에 대한 평균이 참조값인 어느 특정 하나의 목푯값보다 우월하다는 뜻이다. 이와는 달리, $\delta < 0$인 경우는 비열등성검정(non-inferiority test)으로 귀무가설의 기각은 단일 모집단에 대한 평균이 참조값인 어느 특정 하나의 목푯값에 대해 비열등하다는 것을 의미한다. 위에서 수립한 가설을 검정하기 위한 표본크기의 산출식과 검정력을 구하는 식은 다음과 같이 정의된다.

» 표본크기

- 모집단의 분산을 아는 경우(z-test): $n = \sigma^2 \left(\dfrac{z_{1-\alpha} + z_{1-\beta}}{\mu - \mu_0 - \delta} \right)^2$
- 모집단의 분산을 모르는 경우(t-test): $n = s^2 \left(\dfrac{z_{1-\alpha} + z_{1-\beta}}{\mu - \mu_0 - \delta} \right)^2 + \dfrac{z_{1-\alpha}^2}{2}$

» 검정력

- 모집단의 분산을 아는 경우(z-test):

$$1 - \beta = \Phi(z - z_{1-\alpha}) + \Phi(-z - z_{1-\alpha}), \quad z = \frac{\mu - \mu_0 - \delta}{\sigma/\sqrt{n}}$$

- 모집단의 분산을 모르는 경우(t-test):

$$1 - \beta = 1 - T_{n-1}(t_{1-\alpha} \mid t), \quad t = \frac{\mu - \mu_0 - \delta}{s/\sqrt{n}}$$

여기서, $T_{n-1}(t_{1-\alpha} \mid t)$은 자유도($df$)가 $n-1$, 비중심모수(non-centality parameter) t를 따르는 비중심(non-centality) t 분포의 누적분포함수

예제 3.5 비열등성검정 - 모집단의 분산을 아는 경우

예제 3.1과 같은 조건에서 투약 전후 골밀도의 차이가 임상적으로 유의한 차이 기준이 되는 $\delta = -0.55$ SD보다 작지 않을 경우를 보이고자 할 때 필요한 환자 수를 계산해 보기로 하자(단, $\delta = -0.55$ SD < 0이므로 비열등성검정임을 알 수 있다).

$$\alpha = 0.05, \quad \text{power} = 0.8, \quad \mu = 2.5, \quad \mu_0 = 2.0, \quad \delta = -0.55, \quad \sigma^2 = 1.5$$

다음 box 안의 프로그램은 이를 해결하기 위한 R 코드이며 μ는 m, μ_0는 mu0, σ는 sd, 비열등성 혹은 우월성한계인 δ는 delta로 나타내었다. 이제 R 프로그램을 활용하여 환자 수를 구해보자.

R Code

```
> mu=2.5
  mu0=2.0
  delta=-0.55
  sd=sqrt(1.5)
  alpha=0.05
  beta=0.20
  n=(sd*(qnorm(1-alpha)+qnorm(1-beta))/(mu-mu0-delta))^2
  n
< [1] 8.411642
```

위의 결과에서 알 수 있듯이 표본의 수는 8.411642명으로 계산되었다. 대상이 사람이므로 무조건 올려 계산하면 다음과 같다.

```
> N<-ceiling(n);N   # 무조건 올림
< [1] 9
```

골다공증의 진행을 예방하기 위한 연구에 필요한 대상 환자 수는 총 9명으로 산출이 된다. 중도탈락률 10%일 경우 총 10명이 최종 산출된다.

```
> finalN <- N/(1-0.1)
  ceiling(finalN)
```

```
< [1] 10
```

중도탈락률을 고려하지 않은 표본크기 n=9로 산출한 검정력은 다음과 같다.

```
> # Power calculation
  mu=2.5;mu0=2.0
  delta=-0.55
  sd=sqrt(1.5);n=9
  alpha=0.05
  z=(mu-mu0-delta)/sd*sqrt(n)
  Power=pnorm(z-qnorm(1-alpha))+pnorm(-z-qnorm(1-alpha))
  Power
< [1] 0.8230778
```

골다공증의 진행을 예방하기 위한 연구의 검정력은 82.3%로 통계 분석 결과를 신뢰할만하다고 할 수 있다.

R Code: package "TrialSize"

모집단의 분산을 알고 있는 경우, 단일 집단의 평균비교를 위한 표본크기는 패키지 "TrialSize"를 사용하여 계산할 수 있다. 아래 R 코드에서 sigma는 모집단의 표준편차, margin은 평균값과 목푯값간의 차이 $\mu - \mu_0$, delta는 비열등성 혹은 우월성한계인 δ를 나타낸다.

```
> library(TrialSize)
  n<- OneSampleMean.NIS(alpha=0.05,beta=0.2,sigma=sqrt(1.5),margin=0.5,
  delta=-0.55)
  n
< [1] 8.411642
```

위의 결과에서 알 수 있듯이 표본크기는 8.411642명으로 계산되었다. 대상이 사람이므로 무조건 올려 계산하면 다음과 같다.

```
> N<-ceiling(n);N  # 무조건 올림
< [1] 9
```

골다공증의 진행을 예방하기 위한 연구에 필요한 대상 환자 수는 총 9명으로 산출이 된다. 중도탈락률을 10%라 하면 총 10명이 최종 산출된다.

```
> finalN <- N/(1-0.1)
  ceiling(finalN)
< [1] 10
```

package를 통한 검정력 산출은 생략하기로 한다.

예제 3.6 비열등성검정 - 모집단의 분산을 모르는 경우

예제 3.1과 같은 조건에서 모집단 분산은 알려져 있지 않고 선행논문에서의 표본분산은 1.5로 알려져 있다. 투약 전후 골밀도의 차이가 임상적으로 유의한 차이 기준이 되는 $\delta = -0.55$ SD보다 작지 않을 경우를 보이고자 할 때 필요한 환자 수를 계산하여 보기로 하자.

$$\alpha = 0.05, \quad \text{power} = 0.8, \quad \mu = 2.5, \quad \mu_0 = 2.0, \quad \delta = -0.55, \quad s^2 = 1.5$$

다음 box 안의 프로그램은 이를 해결하기 위한 R 코드이며 μ는 mu로, μ_0는 mu0, s는 sd, 비열등성 혹은 우월성한계인 δ는 delta로 나타내었다. 이제 R 프로그램을 활용하여 환자 수를 구해보자.

R Code

```
> mu=2.5
  mu0=2.0
  delta=-0.55
  sd=sqrt(1.5)
  alpha=0.05
  beta=0.2
  n=(sd*(qnorm(1-alpha)+qnorm(1-beta))/(mu-muC-delta))^2+qnorm(1-alpha)^2/2
  n
< [1] 9.764414
```

위의 결과에서 알 수 있듯이 표본의 수는 9.764414명으로 계산되었다. 대상이 사람이므로 무조건 올려 계산하면 다음과 같다.

```
> N<-ceiling(n);N   # 무조건 올림
< [1] 10
```

폐경 후 여성의 골다공증 진행을 예방하기 위한 연구에 필요한 대상 환자 수는 총 10명으로 산출이 된다. 중도탈락률을 10%라 하면 총 12명이 최종 산출된다.

```
> finalN <- N/(1-0.1)
  ceiling(finalN)
< [1]12
```

중도탈락률을 고려하지 않은 표본크기 n=10명을 대입하여 검정력을 계산하면 다음과 같다.

```
> # Power calculation
  mu=2.5
  mu0=2.0
  delta=-0.55
  sd=sqrt(1.5)
  N=10
  alpha=0.05
  t=(mu-mu0-delta)/sd*sqrt(N)
  Power= 1-pt(qt(0.95,N-1),N-1,t)+pt(-qt(0.95,N-1),N-1,t)
  Power
< [1] 0.8036318
```

폐경 후 여성의 골다공증 진행을 예방하기 위한 연구의 검정력은 80.4%로 통계 분석 결과를 신뢰할만하다고 볼 수 있다. 모집단의 분산을 모르는 경우 package를 통한 표본크기 및 검정력 산출은 생략하기로 한다.

06 동등성검정

단일 모집단에 대한 평균이 어느 특정 하나의 목푯값과 동등한지 여부를 검정할 경우 필요한 표본크기를 산출한다. 예를 들어, 어느 회사의 신제품이 기존 업계 표준 제품과 동등한지 여부를 검정할 때 표본크기를 계산하는 경우가 있다. 참조가 되는 기준값(reference value)을 μ_0라 할 때, 연구목적의 가설은 다음과 같다(여기서 δ는 동등성 검정(equivalence test)에서의 한계를 나타낸다).

$$\text{귀무가설} \quad H_0 : |\mu - \mu_0| \geq \delta$$
$$\text{대립가설} \quad H_1 : |\mu - \mu_0| < \delta$$

위에서 수립한 가설을 검정하기 위한 표본크기의 산출식과 검정력을 구하는 식은 다음과 같이 정의된다.

» 표본크기

- 모집단의 분산을 아는 경우(z-test): $n = \sigma^2 \left(\dfrac{z_{1-\alpha} + z_{1-\beta/2}}{\delta - |\mu - \mu_0|} \right)^2$
- 모집단의 분산을 모르는 경우(t-test): $n = s^2 \left(\dfrac{z_{1-\alpha} + z_{1-\beta/2}}{\delta - |\mu - \mu_0|} \right)^2 + \dfrac{z_{1-\alpha}^2}{2}$

» 검정력

- 모집단의 분산을 아는 경우(z-test):

$$1 - \beta = 2\left[\Phi(z - z_{1-\alpha}) + \Phi(-z - z_{1-\alpha})\right] - 1, \quad z = \frac{|\mu - \mu_0| - \delta}{\sigma/\sqrt{n}}$$

- 모집단의 분산을 모르는 경우(t-test):

$$1 - \beta = 1 - T_{n-1}(t_{1-\alpha} | t_1) - T_{n-1}(t_{1-\alpha} | t_2)$$

$$t_1 = \frac{\delta - (\mu - \mu_0)}{s/\sqrt{n}}, \quad t_2 = \frac{\delta + (\mu - \mu_0)}{s/\sqrt{n}}$$

여기서, $T_{n-1}(t_{1-\alpha}|t)$은 자유도(df)가 $n-1$,
비중심모수(non-centality parameter) t를 따르는
비중심(non-centality) t 분포의 누적분포함수

예제 3.7 동등성검정 - 모집단의 분산을 아는 경우

체질량 지수(BMI)에 관한 선행연구에서 처리 전후의 BMI 변화가 6% 미만인 경우는 질병에 대해 안전하지 않다고 한다(즉, $\delta = 6\%$를 동등성한계로 간주한다). 실제 BMI는 0($= \mu - \mu_0$)이고 모집단 표준편차는 0.2일 경우 필요한 환자 수를 구해보기로 하자.

$$\alpha = 0.05, \quad \text{power} = 0.8, \quad \mu = 3.0, \quad \mu_0 = 3.0, \quad \delta = 0.06, \quad \sigma = 0.2$$

다음 box 안의 프로그램은 이를 해결하기 위한 R 코드이며 μ는 mu로, μ_0는 mu0, s는 sd로, 동등성한계인 δ는 delta로 나타내었다. 이제 R 프로그램을 활용하여 환자 수를 구해보자.

R Code

```
> mu=3
  mu0=3
  delta=0.06
  sd=0.20
  alpha=0.05
  beta=0.20
  n=(sd*(qnorm(1-alpha)+qnorm(1-beta/2))/(delta-abs(mu-mu0)))^2
  n
< [1] 95.15386
```

위의 결과에서 알 수 있듯이 표본의 수는 95.15386명으로 계산되었다. 대상이 사람이므로 무조건 올려 계산하면 다음과 같다.

```
> N<-ceiling(n);N   # 무조건 올림
< [1] 96
```

치료 전후 체질량 지수(BMI)에 관한 체중 변화의 시험 약물 효과 연구에서 필요한 대상 환자 수는 총 96명으로 산출된다. 중도탈락률 10%를 고려하면 총 107명이 최종 산출된다.

```
> finalN <- N/(1-0.1)
  ceiling(finalN)
< [1] 107
```

중도탈락률을 고려하지 않은 표본크기 n=96명으로 검정력을 계산하면 다음과 같다.

```
> # Power calculation
  mu=3
  mu0=3
  delta=0.06
  sd=0.20
  n=96
  alpha=0.05
  z=(abs(mu-mu0)-delta)/sd*sqrt(n)
  Power=2*(pnorm(z-qnorm(1-alpha))+pnorm(-z-qnorm(1-alpha)))-1
  Power
< [1] 0.8045235
```

체질량 지수(BMI)에 관한 연구의 검정력은 80.5%로 통계 분석 결과를 신뢰할만하다고 볼 수 있다.

R Code: package "TOSTER"

모집단의 분산을 아는 경우, 단일 집단 평균의 동등성검정을 위한 표본크기는 패키지 "TOSTER"를 사용하여 계산할 수 있다. 패키지 "TOSTER"는 2단계를 거쳐 표본크기와 검정력이 계산된다.

첫 번째 단계는 동등성한계(equivalence bounds)를 구하고 두 번째로 표본크기나 검정력을 구한다. 동등성한계는 하위 동등성한계(lower equivalence bounds)와 상위 동등성한계(upper equivalence bounds)가 있다. 선행논문에서 표본크기가 96인 경우를 예로 들어 보자.

$$\alpha = 0.05, \quad \text{power} = 0.8, \quad \mu = 3.0, \quad \mu_0 = 3.0, \quad \sigma = 0.2$$

다음 box 안의 프로그램은 이를 해결하기 위한 R 코드이며 μ는 mu로, μ_0는 mu0, σ는 sd로 나타내었다. 독자들이 필요한 환자 수를 구하기 위해서는 음영 처리된 부분의 숫자만 바꿔 주면 된다.

```
> library(TOSTER)
  N=96
  # equivalence bounds calculation
  eb<-powerTOSTone.raw(alpha=0.05, N, statistical_power=.8, sd=0.2)
  eb
< [1] -0.059735  0.059735
```

동등성한계는 (-0.059735 0.059735)로 계산되었고 이를 이용하여 표본크기를 구하면 다음과 같다.

```
> n<- powerTOSTone.raw(alpha=0.05, statistical_power=0.8, sd =0.2,
  low_eqbound=eb[1], high_eqbound=eb[2])
  n
< [1] 96
```

위의 결과에서 알 수 있듯이 표본크기는 96명으로 올려 계산된 결과가 산출된다.

체질량 지수(BMI) 연구에서 필요한 대상 환자 수는 총 96명으로 산출된다. 중도탈락률 10%를 고려하면 총 107명이 최종 산출된다.

```
> finalN <- N/(1-0.1)
  ceiling(finalN)
< [1] 107
```

탈락률을 고려하지 않은 표본크기 n=96명을 대입하여 검정력을 계산하면 다음과 같다.

```
> # Power calculation
  library(TOSTER)
  N=96
  eb<-powerTOSTone.raw(alpha=0.05, N, statistical_power=.8, sd=0.2)
  Power=powerTOSTone.raw(alpha=0.05, N=96, sd=0.2,
   low_eqbound=eb[1], high_eqbound=eb[2])
  Power
```

```
< [1] 0.8000048
```

체질량 지수(BMI) 연구의 검정력은 80.0%로 통계 분석 결과를 신뢰할만하다고 볼 수 있다.

예제 3.8 동등성검정 - 모집단의 분산을 모르는 경우

예제 3.7과 같은 조건에서 실제 BMI는 $0(=\mu-\mu_0)$이고 모집단 표준편차가 알려져 있지 않고 선행논문의 표본표준편차는 0.2일 경우 필요한 환자 수를 구해보기로 하자.

$$\alpha=0.05,\quad \text{power}=0.8,\quad \mu=3.0,\quad \mu_0=3.0,\quad \delta=0.06,\quad s=0.2$$

다음 box 안의 프로그램은 이를 해결하기 위한 R 코드이며 μ는 mu로, μ_0는 mu0, s는 sd, δ는 delta 나타내었다. 이제 R 프로그램을 활용하여 환자 수를 구해보자.

R Code

```
> mu=3
  mu0=3
  delta=0.06
  sd=0.20
  alpha=0.05
  beta=0.20
  n=(sd*(qnorm(1-alpha)+qnorm(1-beta/2))/(delta-abs(mu-mu0)))^2 +qnorm(1-alpha)^2/2
  n
< [1] 96.50663
```

위의 결과에서 알 수 있듯이 표본의 수는 96.50663명으로 계산되었다. 대상이 사람이므로 무조건 올려 계산하면 다음과 같다.

```
> N<-ceiling(n);N  # 무조건 올림
< [1] 97
```

체질량 지수(BMI) 연구에서 필요한 대상 환자 수는 총 97명으로 산출이 된다. 중도 탈락률 10%를 고려하면 총 108명이 최종 산출된다.

```
> finalN <- N/(1-0.1)
  ceiling(finalN)
```

```
< [1] 108
```

중도탈락률을 고려하지 않은 표본크기 n=97로 검정력을 계산하면 다음과 같다.

```
> # Power calculation
  mu=3
  mu0=3
  delta=0.06
  sd=0.20
  N=97
  t1=(delta-(mu-mu0))/sd*sqrt(N)
  t2=(delta+(mu-mu0))/sd*sqrt(N)
  Power= 1-pt(qt(0.95,N-1),N-1,t1)-pt(qt(0.95,N-1),N-1,t2)
  Power
```

```
< [1] 0.8025602
```

체질량 지수(BMI) 연구의 검정력은 80.3%로 통계 분석 결과를 신뢰할만하다고 볼 수 있다.

R Code: package "TOSTER"

모집단의 분산을 모르는 경우 역시 단일 모집단의 동등성검정을 위한 표본크기는 패키지 "TOSTER"를 사용하여 계산할 수 있다. 패키지 "TOSTER"는 2단계를 거쳐 표본크기와 검정력이 계산된다.

첫 번째 단계는 동등성한계를 구하고 두 번째로 표본크기나 검정력을 구한다. 동등성한계는 하위 동등성한계와 상위 동등성한계가 있다. 선행논문에서 표본크기가 97인 경우를 예로 들어 보자. 분산을 알고 있는 경우와는 달리 명령어 powerTOSTone과 low_eqbound_d, high_eqbound_d를 사용함에 주의하여야 한다.

```
> library(TOSTER)
  N=97
  # equivalence bounds calculation
  eb<-powerTOSTone(alpha=0.05, N, statistical_power=.8)
  eb
```

```
< [1] -0.2971314  0.2971314
```

동등성한계는 (-0.2971314, 0.2971314)로 계산이 되었고 이를 이용하여 표본크기를 구하면 다음의 결과와 같다.

```
> n<- powerTOSTone(alpha=0.05, statistical_power=0.8,
   low_eqbound_d=eb[1], high_eqbound_d=eb[2])
  n
< [1] 97
```

위의 결과에서 알 수 있듯이 표본크기는 97명으로 계산되었다. 체질량 지수(BMI) 연구에서 필요한 대상 환자 수는 총 97명으로 산출이 된다. 중도탈락률 10%를 고려하면 총 108명이 최종 산출된다.

```
> finalN <- n/(1-0.1)
  ceiling(finalN)
< [1] 108
```

중도탈락률을 고려하지 않은 표본크기 n=97으로 검정력을 계산하면 다음과 같다.

```
> # Power calculation
  library(TOSTER)
  N=97
  eb<-powerTOSTone(alpha=0.05, N, statistical_power=.8)
  Power<-powerTOSTone(alpha=0.05, N=97, low_eqbound_d=eb[1],
  high_eqbound_d=eb[2])
  Power
< [1] 0.8000048
```

체질량 지수(BMI) 연구의 검정력은 80.0%로 통계 분석 결과를 신뢰할만하다고 볼 수 있다.

R code

1. 동일성검정

> 예제 3.1.
> 양측검정: 모집단의 분산을 아는 경우

■ 수식 이용

```
# 표본크기 계산 sample size calculation
mu=2.5
mu0=2.0
sd=sqrt(1.5)
alpha=0.05
beta=0.20
n=(sd*(qnorm(1-alpha/2)+qnorm(1-beta))/(mu-
mu0))^2
n
# 무조건 올림
ceiling(n)
# 중도탈락률(drop rate) 10%
finalN <- ceiling(n)/(1-0.1)
ceiling(finalN)

# 검정력 계산 Power calculation
n=48
mu=2.5
mu0=2.0
sd=sqrt(1.5)
alpha=0.05
z=(mu-mu0)/sd*sqrt(n)
Power=pnorm(z-qnorm(1-alpha/2))+pnorm(-z-
qnorm(1-alpha/2))
Power
```

■ Package "asbio" 이용

```
# 표본크기 계산 sample size calculation
library(asbio)
mu=2.5
mu0=2.0
sd=sqrt(1.5)
zn<-power.z.test(effect=abs(mu-mu0)/sd,
alpha=0.05, power=.8, test="two.tail")
N<-zn$n;N
# 무조건 올림
ceiling(N)
# 중도탈락률(drop rate) 10%
finalN <- ceiling(N)/(1-0.1)
ceiling(finalN)

# 검정력 계산 Power calculation
library(asbio)
mu=2.5
mu0=2.0
sd=sqrt(1.5)
power.z.test(effect=abs(mu-mu0)/sd
,alpha=0.05,n=48,test="two.tail")
```

> 예제 3.2.
> 양측검정: 모집단의 분산을 모르는 경우

■ 수식 이용

```
# 표본크기 계산 sample size calculation
mu=2.5
mu0=2.0
sd=sqrt(1.5)
```

```
alpha=0.05
beta=0.20
n=(sd*(qnorm(1-alpha/2)+qnorm(1-beta))/(mu-mu0))^2+qnorm(1-alpha/2)^2/2
n
# 무조건 올림
N<-ceiling(n);N
# 중도탈락률(drop rate) 10%
finalN <- N/(1-0.1)
ceiling(finalN)
```

```
# 검정력 계산 Power calculation
mu=2.5
mu0=2.0
sd=sqrt(1.5)
N=50
t=(mu-mu0)/sd*sqrt(N)
Power=1-pt(qt(0.975,N-1),N-1,t)+pt(-qt(0.975,N-1),N-1,t)
Power
```

- Package “pwr” 이용

```
# 표본크기 계산 sample size calculation
library(pwr)
mu=2.5
mu0=2.0
sd=sqrt(1.5)
tn<-pwr.t.test(d=abs(mu-mu0)/sd,power=0.8,sig.level=0.05, type="one.sample",
alternative="two.sided")
N<-tn$n
N
# 무조건 올림
ceiling(N)
# 중도탈락률(drop rate) 10%
finalN <- ceiling(N)/(1-0.1)
ceiling(finalN)
```

```
# 검정력 계산 Power calculation
library(pwr)
mu=2.5
mu0=2.0
sd=sqrt(1.5)
pwr.t.test(d=abs(mu-mu0)/sd, n=50,
sig.level=0.05, type="one.sample",
alternative="two.sided")
```

예제 3.3.

단측검정: 모집단의 분산을 아는 경우

- 수식 이용

```
# 표본크기 계산 sample size calculation
mu=109
mu0=117
sd=22
alpha=0.05
beta=0.20
n=(sd*(qnorm(1-alpha)+qnorm(1-beta))/(mu-mu0))^2
n
# 무조건 올림
N<-ceiling(n);N
# 중도탈락률(drop rate) 10%
finalN <- N/(1-0.1)
ceiling(finalN)
```

```
# 검정력 계산 Power calculation
mu=109
mu0=117
sd=22
alpha=0.05
n=47
z=(mu-mu0)/sd*sqrt(n)
Power=pnorm(abs(z)-qnorm(1-alpha))
Power
```

■ Package "asbio" 이용

```
# 표본크기 계산 sample size calculation
library(asbio)
mu=109
mu0=117
sd=22
zn<-power.z.test(effect=abs(mu-mu0)/sd,
alpha=0.05, power=.8, test="one.tail")
zn$n
# 무조건 올림
N<-ceiling(zn$n);N
# 중도탈락률(drop rate) 10%
finalN <- N/(1-0.1)
ceiling(finalN)
```

```
# 검정력 계산 Power calculation
library(asbio)
mu=109
mu0=117
sd=22
power.z.test(effect=abs(mu-mu0)/sd, alpha=0.05,
n=47, test="one.tail")
```

예제 3.4.

단측검정: 모집단의 분산을 모르는 경우

■ 수식 이용

```
# 표본크기 계산 sample size calculation
mu=109
mu0=117
sd=22
alpha=0.05
beta=0.20
n=(sd*(qnorm(1-alpha)+qnorm(1-beta))/(mu-mu0))
^2+qnorm(1-alpha)^2/2
n
# 무조건 올림
N<-ceiling(n);N
# 중도탈락률(drop rate) 10%
finalN <- N/(1-0.1)
ceiling(finalN)
```

```
# 검정력 계산 Power calculation
mu=109
mu0=117
sd=22
alpha=0.05
n=49
t=(mu-mu0)/sd*sqrt(n)
Power=
1-pt(qt(0.95,n-1),n-1,t)+pt(-qt(0.95,n-1),n-1,t)
Power
```

■ Package "pwr" 이용

```
# 표본크기 계산 sample size calculation
library(pwr)
mu=109
mu0=117
sd=22
tn<-pwr.t.test(d=abs(mu-mu0)/sd, power=0.8,
sig.level=0.05, type="one.sample",
alternative="greater")
n<-tn$n
n
# 무조건 올림
N<-ceiling(n);N
# 중도탈락률(drop rate) 10%
finalN <- N/(1-0.1)
ceiling(finalN)
```

```
# 검정력 계산 Power calculation
library(pwr)
mu=109
mu0=117
sd=22
```

```
n=49
pwr.t.test(d=abs(mu-mu0)/sd, n, sig.level=0.05,
type="one.sample", alternative="greater")
```

2. 비열등성/우월성검정

> 예제 3.5.
> **비열등성검정: 모집단의 분산을 아는 경우**

■ 수식 이용

```
# 표본크기 계산 sample size calculation
mu=2.5
mu0=2.0
delta=-0.55
sd=sqrt(1.5)
alpha=0.05
beta=0.20
n=(sd*(qnorm(1-alpha)+qnorm(1-beta))/(mu-mu0
-delta))^2
n
# 무조건 올림
N<-ceiling(n);N
# 중도탈락률(drop rate) 10%
finalN <- N/(1-0.1)
ceiling(finalN)

# 검정력 계산 Power calculation
mu=2.5;mu0=2.0
delta=-0.55
sd=sqrt(1.5);n=9
alpha=0.05
z=(mu-mu0-delta)/sd*sqrt(n)
Power=pnorm(z-qnorm(1-alpha))+pnorm(-z-qnorm
(1-alpha))
Power
```

■ Package "TrialSize" 이용

```
# 표본크기 계산 sample size calculation
library(TrialSize)
n<-
OneSampleMean.NIS(alpha=0.05,beta=0.2,sigma
=sqrt(1.5),margin=0.5,
delta=-0.55)
n
# 무조건 올림
N<-ceiling(n);N
# 중도탈락률(drop rate) 10%
finalN <- N/(1-0.1)
ceiling(finalN)
```

> 예제 3.6.
> **비열등성검정: 모집단의 분산을 모르는 경우**

```
# 표본크기 계산 sample size calculation
mu=2.5
mu0=2.0
delta=-0.55
sd=sqrt(1.5)
alpha=0.05
beta=0.2
n=(sd*(qnorm(1-alpha)+qnorm(1-beta))/(mu-mu0
-delta))^2+qnorm(1-alpha)^2/2
n
# 무조건 올림
N<-ceiling(n);N
# 중도탈락률(drop rate) 10%
finalN <- N/(1-0.1)
ceiling(finalN)

# 검정력 계산 Power calculation
mu=2.5
mu0=2.0
delta=-0.55
```

```
sd=sqrt(1.5)
N=10
alpha=0.05
t=(mu-mu0-delta)/sd*sqrt(N)
Power=
1-pt(qt(0.95,N-1),N-1,t)+pt(-qt(0.95,N-1),N-1,t)
Power
```

3. 동등성검정

> 예제 3.7.
> **동등성검정: 모집단의 분산을 아는 경우**

■ 수식 이용

```
# 표본크기 계산 sample size calculation
mu=3
mu0=3
delta=0.06
sd=0.20
alpha=0.05
beta=0.20
n=(sd*(qnorm(1-alpha)+qnorm(1-beta/2))/(delta-abs(mu-mu0)))^2
n
# 무조건 올림
N<-ceiling(n);N
# 중도탈락률(drop rate) 10%
finalN <- N/(1-0.1)
ceiling(finalN)
```

```
# 검정력 계산 Power calculation
mu=3
mu0=3
delta=0.06
sd=0.20
n=96
alpha=0.05
z=(abs(mu-mu0)-delta)/sd*sqrt(n)
Power=2*(pnorm(z-qnorm(1-alpha))+pnorm(-z-qnorm(1-alpha)))-1
Power
```

■ Package "TOSTER" 이용

```
# 표본크기 계산 sample size calculation
library(TOSTER)
N=96
# 동등성한계 (equivalence bounds) 계산
eb<-powerTOSTone.raw(alpha=0.05, N,
statistical_power=.8, sd=0.2)
eb
n<-powerTOSTone.raw(alpha=0.05,
statistical_power=0.8, sd=0.2,
low_eqbound=eb[1], high_eqbound=eb[2])
n
# 중도탈락률(drop rate) 10%
finalN <- N/(1-0.1)
ceiling(finalN)
```

```
# 검정력 계산 Power calculation
library(TOSTER)
N=96
eb<-powerTOSTone.raw(alpha=0.05, N,
statistical_power=.8, sd=0.2)
Power=powerTOSTone.raw(alpha=0.05, N=96,
sd=0.2,
low_eqbound=eb[1], high_eqbound=eb[2])
Power
```

> 예제 3.8.
> **동등성검정: 모집단의 분산을 모르는 경우**

■ 수식 이용

```
# 표본크기 계산 sample size calculation
mu=3
```

```
mu0=3
delta=0.06
sd=0.20
alpha=0.05
beta=0.20
n=(sd*(qnorm(1-alpha)+qnorm(1-beta/2))/(delta-abs(mu-mu0)))^2 +qnorm(1-alpha)^2/2
n
# 무조건 올림
N<-ceiling(n);N
# 중도탈락률(drop rate) 10%
finalN <- N/(1-0.1)
ceiling(finalN)

# 검정력 계산 Power calculation
mu=3
mu0=3
delta=0.06
sd=0.20
N=97
t1=(delta-(mu-mu0))/sd*sqrt(N)
t2=(delta+(mu-mu0))/sd*sqrt(N)
Power=
1-pt(qt(0.95,N-1),N-1,t1)-pt(qt(0.95,N-1),N-1,t2)
Power
```

■ Package "TOSTER" 이용

```
# 표본크기 계산 sample size calculation
library(TOSTER)
N=97
# 동등성한계 (equivalence bounds) 계산
eb<-powerTOSTone(alpha=0.05, N,
statistical_power=.8)
eb
n<-powerTOSTone(alpha=0.05,
statistical_power=0.8, low_eqbound_d=eb[1],
high_eqbound_d=eb[2])
n
# 중도탈락률(drop rate) 10%
finalN <- N/(1-0.1)
ceiling(finalN)

# 검정력 계산 Power calculation
library(TOSTER)
N=97
eb<-powerTOSTone(alpha=0.05, N,
statistical_power=.8)
Power<-powerTOSTone(alpha=0.05, N=97,
low_eqbound_d=eb[1],
high_eqbound_d=eb[2])
Power
```

4장

2개 집단의 평균비교

01 기호 설명

[표 4.1]은 표본크기를 산출하기 위한 식에서 사용되는 기호와 그 기호가 의미하는 내용이 정리된 표이다.

표 4.1 표본크기 산출을 위한 기호 및 의미

기호(symbols)	의미(meaning)	사용 예
n_A	모집단 A의 표본크기	
n_B	모집단 B의 표본크기	
k	2 집단의 표본크기 비율	$k = n_A / n_B$
α	유의수준 (제1종 오류)	0.05, 0.1, 0.025
β	제2종 오류	0.2, 0.1
$1-\beta$	검정력(power)	0.8, 0.9
σ	(이미 알고 있는) 모집단의 표준편차	$\sigma = \sqrt{\frac{\sigma_A^2 + \sigma_B^2}{2}}$ 혹은 $\sigma = \sqrt{\frac{(n_A - 1)\sigma_A^2 + (n_B - 1)\sigma_B^2}{(n_A + n_B - 2)}}$
σ_A	모집단 A의 표준편차	
σ_B	모집단 B의 표준편차	
σ_m	교차설계에서 (이미 알고 있는) 모집단의 표준편차	선행연구결과에서의 표준편차
s_A	표본 A의 표준편차	선행연구결과에서의 표본 A의 표준편차
s_B	표본 B의 표준편차	선행연구결과에서의 표본 B의 표준편차
δ	검정한계(testing margin)	0.1, 0.2
ϵ	실제 평균의 차이	-0.10
τ	분산의 비	$\sigma_B^2 = \tau\sigma_A^2$, $s_B^2 = \tau s_A^2$

기호(symbols)	의미(meaning)	사용 예
z_α	표준정규분포 score	정구분포를 따르는 모집단에서 확률 α까지의 누적분포함수 값에 해당하는 값(임계값) $z_{1-\alpha/2} = z_{0.975} = 1.96$
Φ	표준정규분포함수 (누적분포함수)	$\Phi(1.96) = 0.975$
Φ^{-1}	표준정규분위수함수	정규분포를 따르는 모집단에서 특정 누적분포함수 값에 해당하는 분위수 값의 함수 $\Phi^{-1}(0.975) = z_{1-\alpha/2} = z_{0.975} = 1.96$ ($\alpha = 0.05$일 경우)
T_{n-1}	비중심 t 분포함수 (누적분포함수)	$T_{n-1}\left(t_{1-\frac{\alpha}{2}} \middle\| t\right)$: 자유도($df$)가 $n-1$, 비중심모수(non-centrality parameter) t를 따르는 비중심(non-centrality) t 분포의 누적분포함수
T_{n-1}^{-1}	비중심 t 분포분위수함수	자유도(df)$=n-1$

[표 4.1]에서 표준정규분포함수(누적분포함수 Φ)에 대한 R 명령어는 pnorm이고, 표준정규분위수함수(Φ^{-1})에 대한 R 명령어는 qnorm을 사용하면 된다.

$$\Phi(1.96) = pnorm(1.96) = 0.975$$

$$\Phi^{-1}(0.975) = z_{1-\alpha/2} = z_{0.975} = \mathrm{qnorm}(0.975) = 1.96 \ (\alpha = 0.05\text{일 경우})$$

또한 [표 4.1]에서 t 분포함수(누적분포함수 T)에 대한 R 명령어는 pt이고, t 분포분위수함수(T^{-1})에 대한 R 명령어는 qt를 사용하면 된다.

$$T(2.776,\ \mathrm{df} = 4) = \mathrm{pt}(2.776, \mathrm{df} = 4) = 0.975$$

$\alpha = 0.05$일 경우,

$$T^{-1}(0.975, \mathrm{df} = 4) = t_{1-\alpha/2,4} = t_{0.975,4} = \mathrm{qt}(0.975, df = 4) = 2.776$$

비중심 t 분포의 경우는 pt(qt, df, ncp)를 사용하면 된다.

R code 중 ncp에 비중심성 모수를 입력하면 된다. 참고로, 비중심 t 분포는 비중심성 모수를 사용하여 student t 분포를 일반화한 분포를 말한다.

02 표본크기 산출 요약표

1. 평행설계

[표 4.2]는 평행설계(parallel design)의 평균비교에 대한 표본크기 산출을 요약한 표이다.

표 4.2 평행설계의 평균비교에 대한 표본크기 산출 요약표

<table>
<tr><th colspan="5">Ⅰ. 독립된 2개 집단(independent two samples)의 평균비교</th></tr>
<tr><th colspan="2">통계적 가설검정</th><th colspan="2">모집단 분산</th><th>예제</th></tr>
<tr><td rowspan="16">동일성검정
(equality test)</td><td rowspan="8">양측검정
(two-sided test)</td><td colspan="2">모집단의 분산을 아는 경우(z-test)</td><td>예제 4.1</td></tr>
<tr><td rowspan="2"></td><td>표본크기를 같게 하는 경우</td><td rowspan="2"></td></tr>
<tr><td>표본크기를 다르게 하는 경우</td></tr>
<tr><td colspan="2">모집단의 분산을 모르는 경우
(independent 2 sample t-test)</td><td>예제 4.2</td></tr>
<tr><td rowspan="2">분산이
같은 경우</td><td>표본크기를 같게 하는 경우</td><td rowspan="4"></td></tr>
<tr><td>표본크기를 다르게 하는 경우</td></tr>
<tr><td rowspan="2">분산이
다른 경우</td><td>표본크기를 같게 하는 경우</td></tr>
<tr><td>표본크기를 다르게 하는 경우</td></tr>
<tr><td rowspan="8">단측검정
(one-sided test)</td><td colspan="2">모집단의 분산을 아는 경우(z-test)</td><td>예제 4.3</td></tr>
<tr><td rowspan="2"></td><td>표본크기를 같게 하는 경우</td><td rowspan="2"></td></tr>
<tr><td>표본크기를 다르게 하는 경우</td></tr>
<tr><td colspan="2">모집단의 분산을 모르는 경우
(independent 2 sample t-test)</td><td>예제 4.4</td></tr>
<tr><td rowspan="2">분산이
같은 경우</td><td>표본크기를 같게 하는 경우</td><td></td></tr>
<tr><td>표본크기를 다르게 하는 경우</td><td></td></tr>
<tr><td rowspan="2">분산이
다른 경우</td><td>표본크기를 같게 하는 경우</td><td></td></tr>
<tr><td>표본크기를 다르게 하는 경우</td><td></td></tr>
</table>

표 4.2 평행설계의 평균비교에 대한 표본크기 산출 요약표(계속)

Ⅰ. 독립된 2개 집단(independent two samples)의 평균비교			
통계적 가설검정	**모집단 분산**		**예제**
비열등성/우월성검정 (non-inferiority/superiority test)	모집단의 분산을 아는 경우(z-test)		예제 4.5
		표본크기를 같게 하는 경우	
		표본크기를 다르게 하는 경우	
	모집단의 분산을 모르는 경우(t-test)		예제 4.6
		표본크기를 같게 하는 경우	
		표본크기를 다르게 하는 경우	
동등성검정 (equivalence test)	모집단의 분산을 아는 경우(z-test)		예제 4.7
		표본크기를 같게 하는 경우	
		표본크기를 다르게 하는 경우	
	모집단의 분산을 모르는 경우(t-test)		예제 4.8
		표본크기를 같게 하는 경우	
		표본크기를 다르게 하는 경우	

Ⅱ. 짝지어진 2개 집단(paired sample)의 평균비교		
통계적 가설검정	**모집단 분산**	**예제**
제3장 단일 집단의 평균비교와 동일		예제 4.9

2. 교차설계

[표 4.3]은 교차설계(crossover design)의 평균비교에 대한 표본크기를 산출한다.

표 4.3 교차설계의 평균비교에 대한 표본크기 산출 요약표

통계적 가설검정	예제
동일성검정	예제 4.10
비열등성/우월성검정	예제 4.11
동등성검정	예제 4.12

03 평행설계: 독립된 2개 집단의 평균비교

1. 동일성검정

1) 양측검정

독립된 두 집단의 평균에 대한 동일성 여부를 검정하고자 할 때, 필요한 표본크기를 산출한다. 이는 두 집단을 A, B라 하고, 두 집단으로부터 표본을 수집했을 때, 집단 A의 평균(μ_A)과 집단 B의 평균(μ_B) 사이에 차이가 있는지를 검정하고자 할 경우 계산되는 표본크기의 산출이다. 연구목적의 가설은 다음과 같다.

$$\text{귀무가설} \quad H_0: \ \mu_A - \mu_B = 0$$
$$\text{대립가설} \quad H_1: \ \mu_A - \mu_B \neq 0$$

여기서 집단 A의 표본크기를 n_A, 집단 B의 표본크기를 n_B라 하고 두 집단의 표본 크기의 비율을 k라 할 때 계산식은 다음과 같다.

$$k = \frac{n_A}{n_B}$$

위에서 수립한 가설을 검정하기 위한 표본크기 산출식과 검정력을 구하는 식은 다음과 같이 정의된다.

» 표본크기

■ 두 모집단의 분산을 아는 경우(z-test):

$$n_A = kn_B\,,\ n_B = \left(\sigma_B^2 + \frac{\sigma_A^2}{k}\right)\left(\frac{z_{1-\alpha/2} + z_{1-\beta}}{\mu_A - \mu_B}\right)^2$$

■ 두 모집단의 분산을 모르는 경우(t-test)

• 두 모집단의 분산이 같은 경우:

$$n_B = \left(s_B^2 + \frac{s_A^2}{k}\right)\left(\frac{z_{1-\alpha/2} + z_{1-\beta}}{\mu_A - \mu_B}\right)^2 + \frac{z_{1-\alpha/2}^2}{2(1+k)} \qquad \text{(식 4.1)}$$

혹은

$$n_B = \left(1 + \frac{1}{k}\right)\left(\frac{z_{1-\alpha/2} + z_{1-\beta}}{(\mu_A - \mu_B)/s_A}\right)^2 + \frac{z_{1-\alpha/2}^2}{2(1+k)} \qquad \text{(식 4.2)}$$

• 두 모집단의 분산이 다른 경우:

$$n_B = \left(\frac{\tau + k}{k}\right)\left(\frac{z_{1-\alpha/2} + z_{1-\beta}}{(\mu_A - \mu_B)/s_A}\right)^2 + \frac{(\tau^2 + k^3)z_{1-\alpha/2}^2}{2k(\tau + k)^2}$$

여기서 $s_B^2 = \tau s_A^2$, 즉 $\tau = s_B^2/s_A^2$

» 검정력

■ 두 모집단의 분산을 아는 경우(z-test):

$$1-\beta = \Phi\left(z - z_{1-\frac{\alpha}{2}}\right) + \Phi\left(-z - z_{1-\frac{\alpha}{2}}\right), \quad z = \frac{\mu_A - \mu_B}{\sqrt{\dfrac{\sigma_A^2}{n_A} + \dfrac{\sigma_B^2}{n_B}}}$$

■ 두 모집단의 분산을 모르는 경우(t-test)

• 두 모집단의 분산이 같은 경우:

$$1-\beta = 1 - T_{n_A+n_B-2}\left(t_{1-\frac{\alpha}{2},\, n_A+n_B-2} \middle| t\right) + T_{n_A+n_B-2}\left(-t_{1-\frac{\alpha}{2},\, n_A+n_B-2} \middle| t\right)$$

$$t = \frac{\mu_A - \mu_B}{\sqrt{\dfrac{s_A^2}{n_A} + \dfrac{s_B^2}{n_B}}}$$

여기서, $T_{n_A+n_B-2}\left(t_{1-\frac{\alpha}{2},\, n_A+n_B-2} \middle| t\right)$는 자유도($df$)가 $n_A + n_B - 2$,
비중심모수(non-centrality parameter) t를 따르는
비중심(non-centrality) t 분포의 누적분포함수

• 두 모집단의 분산이 다른 경우:

$$1-\beta=\Phi\left(\sqrt{\frac{n_B-\left(\frac{(\tau^2+k^3)}{2k(\tau+k)^2}\right)\left(z^2_{1-\frac{\alpha}{2}}\right)}{\left(\frac{\tau+k}{k}\right)}}\times\left(\frac{\mu_A-\mu_B}{s_A}\right)-z_{1-\frac{\alpha}{2}}\right)$$

예제 4.1 양측검정 - 모집단의 분산을 아는 경우

두 집단의 표본크기를 같게 하는 경우($n_A=n_B$)

LDL 변화의 차이를 비교한 선행연구가 있다. 이 연구를 바탕으로 필요한 환자 수를 계산해 보기로 하자. 각 집단의 평균은 μ_A =6%, μ_B =14%, 각 모집단의 표준편차는 12%, 12%로 알려져 있다. 두 집단의 표본크기 비율은 1:1로 한다($k=1$).

$$\alpha=0.05,\quad power=0.8,\quad \mu_A=6,\quad \mu_B=14,\quad \sigma_A=12,\quad \sigma_B=12,\quad k=1$$

다음 box 안의 프로그램은 이를 해결하기 위한 R 코드이며 μ_A는 muA로, μ_B는 muB, σ_A는 sdA, σ_B는 sdB, k는 kappa로 나타내었다. 이제 R 프로그램을 활용하여 환자 수를 구해보자.

다음의 결과에서 알 수 있듯이 각 집단의 표본크기는 35.31996명으로 계산되었다. 대상이 사람이므로 무조건 올려 계산하면, LDL 변화의 차이에 대한 비교연구에 필요한 대상 환자 수는 각 집단이 36명, 총 72명이 산출된다. 중도탈락률을 10%라 하면 각각의 집단별로 40명, 총 80명이 최종 산출된다.

R Code

```
> muA=6;muB=14
  kappa=1
  sdA=12;sdB=12
  alpha=0.05
  beta=0.20
  nB=(sdB^2+sdA^2/kappa)*((qnorm(1-alpha/2)+qnorm(1-beta))/
  (muA-muB))^2
  nB
```

```
< [1] 35.31996
```

```
> ceiling(nB) # 무조건 올림
< [1] 36
```

```
> finalnB <- ceiling(nB)/(1-0.1)
  ceiling(finalnB)
< [1] 40
```

중도탈락률을 고려하지 않은 표본크기 n=36으로 검정력을 산출하면 다음과 같다.

```
> # Power calculation
  nA=36;nB=36
  muA=6;muB=14
  sdA=12;sdB=12
  z=(muA-muB)/(sqrt(sdA^2/nA+sdB^2/nB))
  Power=pnorm(z-qnorm(1-alpha/2))+pnorm(-z-qnorm(1-alpha/2))
  Power
< [1] 0.8074304
```

LDL 변화의 차이에 관한 비교연구 검정력은 80.7%로 통계 분석 결과를 신뢰할 수 있다.

두 집단의 표본크기를 다르게 하는 경우($n_A \neq n_B$)

예제 4.1과 같은 조건으로 LDL 변화의 차이에 대한 비교연구에 필요한 환자 수를 계산해 보기로 하자. A 집단의 표본크기를 B 집단 표본크기의 2배로 한다. 즉, 두 집단의 표본크기 비율은 1:2로 한다($k=2$).

$$\alpha=0.05,\quad \text{power}=0.8,\quad \mu_{\text{A}}=6,\quad \mu_{\text{B}}=14,\quad \sigma_{\text{A}}=12,\quad \sigma_{\text{B}}=12,\quad k=2$$

다음 box 안의 프로그램은 이를 해결하기 위한 R 코드이며 μ_A는 muA로, μ_B는 muB, σ_A는 sdA, σ_B는 sdB, k는 kappa로 나타내었다.

다음의 결과에서 알 수 있듯이 B 집단의 표본크기는 26.48997명, A 집단의 표본크기는 52.97994명으로 계산되었다. 대상이 사람이므로 무조건 올려 계산하면 다음과 같다.

R Code

```
> muA=6;muB=14
  kappa=2
  sdA=12;sdB=12
  alpha=0.05
  beta=0.20
  nB=(sdB^2+sdA^2/kappa)*((qnorm(1-alpha/2)+qnorm(1-beta))/
  (muA-muB))^2
  nA=kappa*nB
  nB;nA
```

```
< [1] 26.48997
  [1] 52.97994
```

```
> ceiling(nB);ceiling(nA) # 무조건 올림
```

```
< [1] 27
  [1] 53
```

LDL 변화의 차이에 대한 비교연구에서 필요한 대상 환자 수는 A 집단이 53명, B 집단이 27명으로 산출된다. 이 경우 집단의 표본크기 비율은 1:2로 하였기에 A 집단 54명, B 집단 27명, 총 81명으로 비율에 맞추어 주는 것이 좋다. 중도탈락률을 10%라 하면 A 집단 59명, B 집단 30명, 총 89명이 최종적으로 산출되고, 비율에 맞추어 주면, A 집단 60명, B 집단 30명으로 총 90명이 된다.

```
> finalnB <- ceiling(nB)/(1-0.1)
  ceiling(finalnB)
```

```
< [1] 30
```

```
> finalnA <- ceiling(nA)/(1-0.1)
  ceiling(finalnA)
```

```
< [1] 59
```

여기서 주의할 내용은 두 집단의 표본크기를 같게 할 경우와 같이 표본크기를 구하고 무조건 2를 곱하여 다른 집단의 표본크기를 구한 경우와 다르다는 것이다. 표본크기의 비를 1:1로 산출 후 다른 집단을 두 배로 계산하여 표본크기를 구하는 오류를 범하지 않도록 해야 한다. 중도탈락률을 고려하지 않은 표본크기인 A 집단 54명, B 집단

27명으로 검정력을 산출하면 다음과 같다.

```
> # Power calculation
  nA=54;nB=27
  muA=6;muB=14
  sdA=12;sdB=12
  alpha=0.05
  z=(muA-muB)/(sqrt(sdA^2/nA+sdB^2/nB))
  Power=pnorm(z-qnorm(1-alpha/2))+pnorm(-z-qnorm(1-alpha/2))
  Power
< [1] 0.8074304
```

LDL 변화의 차이에 대한 비교연구의 검정력은 80.7%로 통계 분석 결과를 신뢰할만 하다고 볼 수 있다.

예제 4.2 양측검정 - 모집단의 분산을 모르는 경우

2개 모집단의 분산이 같은 경우 ($\sigma_A^2 = \sigma_B^2$)

■ 두 집단의 표본크기를 같게 하는 경우($n_A = n_B$)

예제 4.1과 같은 조건에서 모집단 분산은 알려지지 않았고 선행연구에서 각 집단의 표준편차가 12%, 12%로 동일한 것을 알 수 있다. 두 집단의 표본크기 비율은 1:1로 한다($k = 1$).

$$\alpha = 0.05, \quad \text{power} = 0.8, \quad \mu_A = 6, \quad \mu_B = 14, \quad s_A = 12, \quad s_B = 12, \quad k = 1$$

다음 box 안의 프로그램은 이를 해결하기 위한 R 코드이며 μ_A는 muA로, μ_B는 muB, s_A는 sdA, s_B는 sdB, k는 kappa로 나타내었다. 독자들이 필요한 환자 수를 구하기 위해서는 음영 처리된 부분의 숫자만 바꿔 주면 된다. 식 (4.1)에 의한 예시를 들어 보기로 한다.

R Code: 식 4.1 이용

```
> muA=6
```

```
muB=14
kappa=1
sdA=12;sdB=12
alpha=0.05
beta=0.20
nB=(sdB^2+sdA^2/kappa)*((qnorm(1-alpha/2)+qnorm(1-beta))/
(muA-muB))^2+(qnorm(1-alpha/2)^2)/(2*(1+kappa))
nB
```

```
< [1] 36.28032
```

위의 결과에서 알 수 있듯이 각 집단의 표본크기는 36.28032명으로 계산되었으며, 대상이 사람이므로 무조건 올려 계산하면 다음과 같다.

```
> ceiling(nB)  # 무조건 올림
```

```
< [1] 37
```

LDL 변화의 차이에 대한 비교연구에 필요한 표본크기는 각 집단이 37명, 총 74명이 산출된다. 중도탈락률을 10%라 하면 각각의 집단별로 42명, 총 84명이 최종 산출된다.

```
> finalnB <- ceiling(nB)/(1-0.1)
  ceiling(finalnB)
```

```
< [1] 42
```

중도탈락률을 고려하지 않은 각 집단의 표본크기 n=37명으로 검정력을 산출하면 다음과 같다.

```
> # Power calculation
  nA=37;nB=37
  muA=6;muB=14
  sdA=12;sdB=12
  N=nA+nB
  t=(muA-muB)/sqrt(sdA^2/nA+sdB^2/nB)
  Power= 1-pt(qt(0.975,N-2),N-2,t)+pt(-qt(0.975,N-2),N-2,t)
  Power
```

```
< [1] 0.8075868
```

LDL 변화의 차이에 대한 비교연구의 검정력은 80.8%로 통계 분석 결과를 신뢰할 만하다.

R Code package "MESS"

모집단의 분산은 모르지만 두 집단의 분산이 같은 경우, 두 모집단의 평균비교를 위한 표본크기는 패키지 "MESS"를 사용하여 계산할 수 있다.

패키지 "MESS"는 독립 2표본(independent two sample) t-test에 대하여 표본크기가 서로 같은 경우와 다른 경우 모두 산출이 가능하다. 또한, 두 모집단의 분산이 동일한 경우와 동일하지 않은 경우 모두 산출이 가능하다. R code 중 sd.ratio는 집단 간의 표준편차 비율, ratio는 집단 간 표본크기의 비율을 의미한다.

```
> library(MESS)
  muA=6;muB=14
  sdA=12;sdB=12
  kappa=1
  sd=sqrt((sdA^2+sdB^2)/2)
  tn<-power_t_test(delta=muA-muB, sd=sd, sig.level=0.05, ratio=kappa, sd.ratio=sdB/sdA,
  power=0.8)
```

결과 tn은 표본크기 n 이외에도 다른 결과들을 포함하고 있기에 표본크기만 확인하면 다음과 같다.

```
> n<-tn$n;n
< [1] 36.30566
```

위의 결과에서 알 수 있듯이 각 집단의 표본크기는 36.30566명으로 계산되었으며, 대상이 사람이므로 무조건 올려 계산하면 다음과 같다.

```
> N<-ceiling(n);N   # 무조건 올림
< [1] 37
```

LDL 변화의 차이에 대한 비교연구에 필요한 표본크기는 각 집단이 37명, 총 74명이 산출이 된다. 중도탈락률이 10%일 경우 집단별로 42명, 총 84명이 최종 산출된다.

```
> finalN <- ceiling(n)/(1-0.1)
  ceiling(finalN)
< [1] 42
```

중도탈락률을 고려하지 않은 각 집단의 표본크기 n=37명으로 검정력을 산출하면 다음과 같다.

```
> # Power calculation
  library(MESS)
  muA=6;muB=14
  sdA=12;sdB=12
  kappa=1
  sd=sqrt((sdA^2+sdB^2)/2)
  tn<-power_t_test(n=37,delta=muA-muB, sd=sd, sig.level=0.05, ratio=kappa, sd.ratio=sdB/sdA )
  tn
< power=0.8075868
```

LDL 변화의 차이에 대한 비교연구의 검정력은 **80.8%**로 통계 분석 결과를 신뢰할 만하다.

■ **두 집단의 표본크기를 다르게 하는 경우**($n_A \neq n_B$)

예제 4.1과 같은 조건에서 집단 A의 표본크기를 집단 B의 표본크기에 2배로 한다. 즉, 두 집단의 표본크기 비율은 1:2로 한다($k=2$).

$$\alpha=0.05,\quad \text{power}=0.8,\quad \mu_{\text{A}}=6,\quad \mu_{\text{B}}=14,\quad s_A=12,\quad s_B=12,\quad k=2$$

다음 box 안의 프로그램은 이를 해결하기 위한 R 코드이며 μ_A는 muA로, μ_B는 muB, s_A는 sdA, s_B는 sdB, k는 kappa로 나타내었다. 독자들이 필요한 환자 수를 구하기 위해서는 음영 처리된 부분의 숫자만 바꿔 주면 된다. 식 (4.1)에 의한 예를 들어 보기로 하자.

R Code: 식 4.1 이용

```
> muA=6;muB=14
  kappa=2
  sdA=12;sdB=12
  alpha=0.05
  beta=0.20
  nB=(sdB^2+sdA^2/kappa)*((qnorm(1-alpha/2)+qnorm(1-beta))/
  (muA-muB))^2+(qnorm(1-alpha/2)^2)/(2*(1+kappa))
  nA=kappa*nB
```

```
nB;nA
```

```
[1] 27.13021
[1] 54.26042
```

위의 결과에서 알 수 있듯이 B 집단의 표본크기는 27.13021명, A 집단의 표본크기는 54.26042명으로 계산되었다. 대상이 사람이므로 무조건 올려 계산하면 다음과 같다.

```
ceiling(nB);ceiling(nA) # 무조건 올림
```

```
[1] 28
[1] 55
```

역시 주의할 내용은 두 집단의 표본크기를 같게 할 경우처럼 표본크기를 구하여 무조건 다른 집단의 표본크기에 두 배를 하는 경우와 다르다는 것이다. 표본크기의 비를 1:1로 산출한 후 다른 집단의 표본크기를 두 배로 계산하여 구하는 오류를 범하지 않도록 해야 한다.

LDL 변화의 차이에 대한 비교연구에 필요한 대상 환자 수는 A 집단이 55명, B 집단이 28명으로 산출된다. 중도탈락률을 10%라 하면 A 집단이 62명, B 집단이 32명, 총 94명이 최종 산출된다. A 집단의 경우 비율에 맞춰 64명으로 산정하여 총 96명으로 하여도 큰 문제가 없다.

```
finalnB <- ceiling(nB)/(1-0.1)
ceiling(finalnB)
```

```
[1] 32
```

```
finalnA <- ceiling(nA)/(1-0.1)
ceiling(finalnA)
```

```
[1] 62
```

중도탈락률을 고려하지 않은 표본크기 A 집단 56명, B 집단 28명으로 검정력을 계산하면 다음과 같다.

```
# Power calculation
nA=56;nB=28
muA=6;muB=14
sdA=12;sdB=12
N=nA+nB
```

```
t=(muA-muB)/sqrt(sdA^2/nA+sdB^2/nB)
Power= 1-pt(qt(0.975,N-2),N-2,t)+pt(-qt(0.975,N-2),N-2,t)
Power
```

```
[1] 0.8123205
```

LDL 변화의 차이에 대한 비교연구의 검정력은 81.2%로 통계 분석 결과를 신뢰할 만하다.

R Code package “MESS”

모집단의 분산은 모르지만 두 집단의 분산이 같은 경우, 두 모집단의 평균비교를 위한 표본크기와 검정력 산출은 패키지 “MESS”를 사용하여 계산할 수 있다.

```
> library(MESS)
  muA=6;muB=14
  sdA=12;sdB=12
  kappa=2
  sd=sqrt((sdA^2+sdB^2)/2)
  tn<-power_t_test(delta=muA-muB, sd=sd, sig.level=0.05, ratio=kappa, sd.ratio=sdB/sdA,
  power=0.8)
```

결과 tn은 표본크기 n 이외에도 다른 결과들을 포함하고 있기에 표본크기만 확인하면 다음과 같다.

```
> n<-tn$n;n
< [1] 27.48207   54.96415
```

LDL 변화의 차이에 대한 비교연구에서 필요한 대상 환자 수는 A 집단 54.96415명, B 집단 27.48207명으로 산출된다. 대상이 사람이므로 무조건 올려 계산하면 다음과 같다.

```
> N<-ceiling(n);N   # 무조건 올림
< [1] 28    55
```

LDL 변화의 차이에 대한 비교연구에서 필요한 표본크기는 집단 A는 55명, 집단 B는 28명, 총 83명이 산출이 된다. A 집단의 경우 비율에 맞춰 56명으로 산정하여 총 84명으로 하여도 큰 문제가 없다.

중도탈락률을 10%라 하면 A 집단 62명, B 집단 32명, 총 94명이 최종 산출된다. 1:2 비율에 맞춰 A 집단 64명, B 집단 32명, 총 96명으로 선정하여도 큰 문제가 없다.

```
> finalN <- ceiling(n)/(1-0.1)
  ceiling(finalN)
< [1] 32  62
```

중도탈락률을 고려하지 않은 각 집단의 표본크기 n=28명으로 검정력을 산출하면 다음과 같다. "MESS"에서는 독립 2표본 t-test에 대한 검정력을 산출할 때, 두 집단의 표본크기 중 작은 표본크기를 입력하면 된다. 이번 예제의 경우 B 집단의 표본크기 28을 입력하면 된다.

```
> # Power calculation
  library(MESS)
  muA=6;muB=14
  sdA=12;sdB=12
  kappa=2
  sd=sqrt((sdA^2+sdB^2)/2)
  tn<-power_t_test(n=28,delta=muA-muB, sd=sd, sig.level=0.05, ratio=kappa, sd.ratio=sdB/sdA )
  tn
< power=0.807549
```

LDL 변화의 차이에 대한 비교연구의 검정력은 80.8%로 통계 분석 결과를 신뢰할 만하다.

두 집단의 분산이 다른 경우 ($\sigma_A^2 \neq \sigma_B^2$)

■ 두 집단의 표본크기를 같게 하는 경우($n_A = n_B$)

두 집단 간 혈압의 근본적인 평균 차이를 비교연구할 때 필요한 환자 수를 계산하여 보자. 실험집단의 평균 수축기 혈압(SBP)은 131.56 mmHg이고 표준편차 14.27 mmHg이다. 또한, 대조집단의 평균 수축기 혈압은 126.78 mmHg, 표준편차 18.11 mmHg로 선행연구에서 밝혀졌다. 두 집단의 모분산은 알고 있지 않으며 선행연구에서의 표준편차만 알고 있다고 가정한다. 두 집단의 표본크기 비율은 1:1로 한다($k = 1$).

$$\alpha = 0.05, \quad \text{power} = 0.8, \quad \mu_{\text{A}} = 131.56, \quad \mu_{\text{B}} = 126.78,$$
$$s_A = 14.27, \quad s_B = 18.11, \quad k = 1$$

다음 box 안의 프로그램은 이를 해결하기 위한 R 코드이며 μ_A는 muA로, μ_B는 muB, s_A는 sdA, s_B는 sdB, k는 kappa로 나타내었다. 이제 R 프로그램을 활용하여 환자 수를 구해보자.

R Code

```
> muA=131.56;muB=126.78
  kappa=1
  sdA=14.27;sdB=18.11
  alpha=0.05
  beta=0.20
  tau=sdB^2/sdA^2
  nB=((tau+kappa)/kappa)*((qnorm(1-alpha/2)+qnorm(1-beta))/((muA-muB)/sdA))^2+(tau^2+k
  appa^3)*(qnorm(1-alpha/2)^2)/  (2*kappa*(tau+kappa)^2)
  nB
< [1] 183.6298
```

위의 결과에서 알 수 있듯이 각 집단의 표본크기는 183.6298명으로 계산되었다. 대상이 사람이므로 무조건 올려 계산하면 다음과 같다.

```
> ceiling(nB)   # 무조건 올림
< [1] 184
```

평균 수축기 혈압(SBP) 임상 시험 연구에 필요한 대상 환자 수는 집단별로 184명, 총 368명이 필요하게 된다. 중도탈락률 10%일 경우, 집단별로 205명, 총 410명을 필요로 한다.

```
> finalnB <- ceiling(nB)/(1-0.1)
  ceiling(finalnB)
< [1] 205
```

중도탈락률을 고려하지 않은 각 집단의 표본크기 n=184명으로 검정력을 계산하면 다음과 같다.

```
> # Power calculation
  muA=131.56
  muB=126.78
  kappa=1
  sdA=14.27
  sdB=18.11
  nA=184
  nB=184
  N=nA+nB
  t=(muA-muB)/sqrt(sdA^2/nA+sdB^2/nB)
  Power= 1-pt(qt(0.975,N-2),N-2,t)+pt(-qt(0.975,N-2),N-2,t)
  Power
```

```
< [1] 0.8008965
```

평균 수축기 혈압의 임상 시험 연구의 검정력은 80.1%로 통계 분석 결과를 신뢰할 만하다고 볼 수 있다.

R Code package "MESS"

모집단의 분산은 모르지만 두 집단의 분산이 같은 경우, 두 모집단의 평균비교를 위한 표본크기와 검정력 산출은 패키지 "MESS"를 사용하여 계산할 수 있다. R code 중 sd.ratio는 두 집단 간의 표준편차 비율을 의미한다. sd는 표준편차가 작은 값을 입력한다.

```
> library(MESS)
  muA=131.56;muB=126.78
  kappa=1
  sdA=14.27;sdB=18.11
  alpha=0.05
  beta=0.20
  nT<-power_t_test(delta=muA-muB,sd=sdA,power=0.8,sd.ratio=sdB/sdA)
```

결과 nT는 표본크기 n 이외에도 다른 결과들을 포함하고 있기에 표본크기만 확인하면 다음과 같다.

```
> n<-nT$n;n
```

```
< [1] 183.6345   183.6345
```

위의 결과에서 알 수 있듯이 각 집단의 표본 수는 183.6345명으로 계산되었다. 대상이 사람이므로 무조건 올려 계산하면 다음과 같다.

```
> ceiling(nT$n) # 무조건 올림
< [1] 184   184
```

평균 수축기 혈압의 임상 시험 연구에 필요한 대상 환자 수는 각각의 집단별로 184명, 총 368명이 필요하게 된다. 중도탈락률을 10%라 하면 집단별로 205명으로 총 410명을 필요로 한다.

```
> finalnN <- ceiling(nT$n)/(1-0.1)
  ceiling(finalnN)
< [1] 205    205
```

중도탈락률을 고려하지 않은 각 집단의 표본크기 n=184명으로 검정력을 계산하면 다음과 같다.

```
> # Power calculation
  library(MESS)
  muA=131.56;muB=126.78
  kappa=1
  sdA=14.27;sdB=18.11
  power_t_test(n=184, delta=muA-muB, sd=sdA, sig.level=0.05, ratio=kappa, sd.ratio=sdB/sdA)
< power=0.8007835
```

평균 수축기 혈압의 임상 시험 연구의 검정력은 80.1%로 통계 분석 결과를 신뢰할 만하다고 볼 수 있다.

■ **두 집단의 표본크기를 다르게 하는 경우($n_A \neq n_B$)**

두 집단 간 혈압의 평균 차이를 이용하여 비교연구를 실시할 때 필요한 환자 수를 계산해 보기로 하자. 실험집단의 평균 수축기 혈압은 131.56 mmHg이고 표준편차 14.27 mmHg이다. 또한, 대조집단의 평균 수축기 혈압은 126.78 mmHg, 표준편차 18.11 mmHg로 선행연구에서 밝혀졌다. 두 집단의 모분산은 모르고 선행연구에서의 표준편차만 알고 있다고 가정한다. 집단 간 표본크기 비율은 1:2로 한다($k=2$).

$$\alpha = 0.05, \quad \text{power} = 0.8, \quad \mu_A = 131.56, \quad \mu_B = 126.78,$$
$$s_A = 14.27, \quad s_B = 18.11, \quad k = 2$$

다음 box 안의 프로그램은 이를 해결하기 위한 R 코드이며 μ_A는 muA로, μ_B는 muB, s는 sd, k는 kappa로 나타내었다.

R Code

```
> muA=131.56;muB=126.78
  kappa=2
  sdA=14.27;sdB=18.11
  tau=sdB^2/sdA^2
  alpha=0.05
  beta=0.20
  nB=((tau+kappa)/kappa)*((qnorm(1-alpha/2)+qnorm(1-beta))/((muA-muB)/sdA))^2+(tau^2+k
  appa^3)*(qnorm(1-alpha/2)^2) /(2*kappa*(tau+kappa)^2)
  nA=kappa*nB
  nA;nB
< [1] 254.1297
  [1] 127.0649
```

위의 결과에서 알 수 있듯이 A 집단의 표본크기는 254.1297명, B 집단의 표본크기는 127.0649명으로 계산되었다. 대상이 사람이므로 무조건 올려 계산하면 다음과 같다.

```
> ceiling(nA);ceiling(nB) # 무조건 올림
< [1] 255
  [1] 128
```

역시 주의할 내용은 표본크기의 비를 1:1로 산출한 후 다른 집단의 표본크기를 두 배로 계산하여 구하는 오류를 범하지 않도록 해야 한다는 것이다.

평균 수축기 혈압의 임상 시험 연구에 필요한 표본크기는 A 집단 255명, B 집단 128명으로 산출된다. 중도탈락률을 10%라 하면 A 집단 284명, B 집단 143명, 총 427명이 최종 산출된다.

```
> finalnA <- ceiling(nA)/(1-0.1)
  ceiling(finalnA)
< [1] 284
```

```
> finalnB <- ceiling(nB)/(1-0.1)
  ceiling(finalnB)
```

```
< [1] 143
```

다음으로, 중도탈락률을 고려하지 않은 각 집단의 표본크기 B 집단 128명으로 검정력을 계산하여 보면 0.802886으로 산출된다.

```
> muA=131.56;muB=126.78
  kappa=2
  sdA=14.27;sdB=18.11
  tau=sdB^2/sdA^2
  alpha=0.05;beta=0.20
  nB=128;nA=255
  p1=sqrt(nB-((tau^2+kappa^3)/(2*kappa*(tau+kappa)^2)*(qnorm(1-alpha/2))^2))
  p2=sqrt((tau+kappa)/kappa)
  power=pnorm((p1/p2)*((muA-muB)/sdA)-qnorm(1-alpha/2))
  power
```

평균 수축기 혈압의 임상 시험 연구의 검정력은 80.3%로 통계 분석 결과를 신뢰할만하다고 볼 수 있다.

R Code package "MESS"

모집단의 분산은 모르지만 두 집단의 분산이 같은 경우, 두 모집단의 평균비교를 위한 표본크기와 검정력 산출은 패키지 "MESS"를 사용하여 계산할 수 있다. R code 중 sd.ratio는 집단 간의 표준편차 비율, ratio는 집단 간 표본크기의 비율을 의미한다. sd는 표준편차가 작은 값을 입력한다.

```
> library(MESS)
  muA=131.56;muB=126.78
  kappa=2
  sdA=14.27;sdB=18.11
  nT<-power_t_test(delta=muA-muB,sd=sdA,power=0.8, sig.level=0.05, ratio=kappa,
  sd.ratio=sdB/sdA)
```

결과 nT는 표본크기 n 이외에도 다른 결과들을 포함하고 있기에 표본크기만 확인하면 다음과 같다.

```
> n<-nT$n;n
```

```
< [1] 127.0697    254.1394
```

위의 결과에서 알 수 있듯이 각 집단의 표본크기는 127.0697명, 254.1394명으로 계산되었다. 대상이 사람이므로 무조건 올려 계산하면 다음과 같다.

```
> ceiling(nT$n)  # 무조건 올림
```

```
< [1] 128     255
```

평균 수축기 혈압의 임상 시험 연구에 필요한 대상 환자 수는 A 집단이 255명, B 집단이 128명으로 산출된다. 1:2 비율에 맞추어 A 집단 256명, B 집단 128명으로 산출하여도 큰 무리는 없다. 중도탈락률을 10%라 하면 A 집단 284명, B 집단 143명, 총 427명이 최종 산출된다.

```
> finalnN <- ceiling(nT$n)/(1-0.1)
  ceiling(finalnN)
```

```
< [1] 143  284
```

중도탈락률을 고려하지 않은 B 집단의 n=128명으로 검정력을 계산하면 다음과 같다. sd는 표준편차 중 작은 값을 입력하면 된다.

```
> # Power calculation
  library(MESS)
  muA=131.56;muB=126.78
  kappa=2
  sdA=14.27;sdB=18.11
  power_t_test(n=128, delta=muA-muB, sig.level=0.05, sd=14.27, ratio=kappa,sd.ratio=sdB/sdA)
```

```
< power=0.8028713
```

평균 수축기 혈압의 임상 시험 연구의 검정력은 80.3%로 통계 분석 결과를 신뢰할 만하다고 볼 수 있다.

2) 단측검정

2개의 집단을 A, B라 하고, 두 집단으로부터 표본을 수집했다고 가정할 때 A 집단의 평균(μ_A)이 B 집단의 평균(μ_B)보다 큰지 혹은 작은지를 검정할 경우 계산되는 표본크기를 산출할 때, 연구목적의 가설은 다음과 같다.

$$\text{귀무가설} \quad H_0 : \ \mu_A = \mu_B$$
$$\text{대립가설} \quad H_1 : \ \mu_A < \mu_B$$

혹은

$$\text{귀무가설} \quad H_0 : \ \mu_A = \mu_B$$
$$\text{대립가설} \quad H_1 : \ \mu_A > \mu_B$$

여기서 A 집단의 표본크기를 n_A, B 집단 표본크기를 n_B라 하고 두 집단의 표본크기의 비율을 k라 할 때 계산식은 다음과 같다.

$$k = \frac{n_B}{n_A}$$

위에서 수립한 가설을 검정하기 위한 표본크기의 산출식과 검정력을 구하는 식은 다음과 같이 정의된다.

» 표본크기

- 모집단의 분산을 아는 경우(z-test): $n_A = \left(\sigma_A^2 + \sigma_B^2/k\right)\left(\dfrac{z_{1-\alpha} + z_{1-\beta}}{\mu_A - \mu_B}\right)^2$

$$n_B = kn_A$$

- 모집단의 분산을 모르는 경우(t-test)
  - 두 모집단의 분산이 같은 경우:

$$n_A = \left(s_A^2 + s_B^2/k\right)\left(\frac{z_{1-\alpha} + z_{1-\beta}}{\mu_A - \mu_B}\right)^2 + \frac{z_{1-\alpha}^2}{2(1+k)}$$

$$n_B = kn_A \qquad \text{(식 4.3)}$$

혹은

$$n_A = \left(1+\frac{1}{k}\right)\left(\frac{z_{1-\alpha}+z_{1-\beta}}{(\mu_A-\mu_B)/s_B}\right)^2 + \frac{z_{1-\alpha}^2}{2(1+k)} \qquad \text{(식 4.4)}$$

- 두 모집단의 분산이 다른 경우:

$$n_A = \left(\frac{\tau+k}{k}\right)\left(\frac{z_{1-\alpha}+z_{1-\beta}}{(\mu_B-\mu_A)/s_A}\right)^2 + \frac{(\tau^2+k^3)z_{1-\alpha}^2}{2k(\tau+k)^2}$$

여기서 $s_B^2 = \tau s_A^2$, 즉 $\tau = s_B^2/s_A^2$

» 검정력

■ 모집단의 분산을 아는 경우(z-test): $1-\beta = \Phi\left(\frac{|\mu_A-\mu_B|\sqrt{n_A}}{\sqrt{\sigma_A^2+\sigma_B^2/k}} - z_{1-\alpha}\right)$

■ 모집단의 분산을 모르는 경우(t-test)

- 두 모집단의 분산이 같은 경우:

$$1-\beta = 1-T_{n_A+n_B-2}\left(t_{1-\alpha,n_A+n_B-2} \mid t\right)$$
$$+T_{n_A+n_B-2}\left(-t_{1-\alpha,n_A+n_B-2} \mid t\right)$$

$$t = \frac{\mu_A-\mu_B}{\sqrt{\frac{s_A^2}{n_A}+\frac{s_B^2}{n_B}}}$$

여기서, $T_{n_A+n_B-2}\left(t_{1-\alpha,n_A+n_B-2} \mid t\right)$는 자유도($df$)가 n_A+n_B-2, 비중심모수(non-centrality parameter) t를 따르는 비중심(non-centrality) t 분포의 누적분포함수

- 두 모집단의 분산이 다를 경우:

$$1-\beta = \Phi\left(\sqrt{\frac{n_B-\left(\frac{(\tau^2+k^3)}{2k(\tau+k)^2}\right)(z_{1-\alpha}^2)}{\left(\frac{\tau+k}{k}\right)}} \times \left(\frac{\mu_A-\mu_B}{s_A}\right) - z_{1-\alpha}\right)$$

여기서 $s_B^2 = \tau s_A^2$, 즉 $\tau = s_B^2/s_A^2$

예제 4.3 단측검정 - 모집단의 분산을 아는 경우

실험집단의 평균 수축기 혈압은 131.56 mmHg, 표준편차는 14.27 mmHg이다. 대조집단의 평균 수축기 혈압은 126.78 mmHg, 표준편차는 18.11 mmHg로 알려져 있다. 실험집단의 평균 혈압이 대조집단의 평균 혈압보다 크다는 것을 증명하고 싶은 연구에 필요한 환자 수를 계산하여 보기로 하자. 두 집단의 모표준편차는 위에서 알려진 표준편차와 같다고 가정한다.

두 집단의 표본크기를 같게 하는 경우 ($n_A = n_B$)

두 집단의 표본크기 비율은 1:1로 할 경우를 살펴보자($k = 1$).

$$\alpha = 0.05, \quad \text{power} = 0.8, \quad \mu_{\text{A}} = 131.56, \quad \mu_{\text{B}} = 126.78,$$
$$\sigma_A = 14.27, \quad \sigma_B = 18.11, \quad k = 1$$

다음 box 안의 프로그램은 이를 해결하기 위한 R 코드이며 μ_A는 muA로, μ_B는 muB, σ_A는 sdA, σ_B는 sdB, k는 kappa로 나타내었다.

아래의 결과에서 알 수 있듯이 A 집단의 표본크기는 143.8472명으로 계산되었다. 대상이 사람이므로 무조건 올려 계산하면 다음과 같다.

R Code

```
> muA=131.56;muB=126.78
  kappa=1
  sdA=14.27;sdB=18.11
  alpha=0.05
  beta=0.20
  nA=(sdA^2+sdB^2/kappa)*((qnorm(1-alpha)+qnorm(1-beta))
  /(muA-muB))^2
  nA
< [1] 143.8472
```

```
> ceiling(nA) # 무조건 올림
< [1] 144
```

평균 수축기 혈압의 비교연구를 위한 임상 시험 연구에 필요한 대상 환자 수는 각각의 집단별로 144명, 총 288명으로 산출된다. 중도탈락률을 10%라 하면 각 집단별로 160명, 총 320명을 필요로 한다.

```
> finalnA <- ceiling(nA)/(1-0.1)
  ceiling(finalnA)
< [1] 160
```

중도탈락률을 고려하지 않은 표본크기 n=144명으로 검정력을 계산하면 다음과 같다.

```
> # Power calculation
  nA=144;nB=144
  kappa=1
  muA=131.56;muB=126.78
  sdA=14.27;sdB=18.11
  z=(muA-muB)/sqrt(sdA^2+sdB^2/kappa)*sqrt(nA)
  Power=pnorm(z-qnorm(1-alpha))
  Power
< [1] 0.8003694
```

평균 수축기 혈압의 비교연구를 위한 임상 시험 연구의 검정력은 80.0%로 통계 분석 결과를 신뢰할만하다고 볼 수 있다.

두 집단의 표본크기를 다르게 하는 경우 ($n_A \neq n_B$)

두 집단의 표본크기 비율은 1:2로 할 경우를 살펴보기로 하자($k=2$).

$$\alpha = 0.05, \quad \text{power} = 0.8, \quad \mu_{\text{A}} = 131.56, \quad \mu_{\text{B}} = 126.78,$$
$$\sigma_A = 14.27, \quad \sigma_B = 18.11, \quad k = 2$$

다음 box 안의 프로그램은 이를 해결하기 위한 R 코드이며 μ_A는 muA로, μ_B는 muB, σ_A는 sdA, σ_B는 sdB, k는 kappa로 나타내었다.

아래의 결과에서 알 수 있듯이 A 집단의 표본크기는 99.47415명, B 집단의 표본크기는 198.9483명으로 계산되었다. 대상이 사람이므로 무조건 올려 계산하면 다음과 같다.

R Code

```
> muA=131.56;muB=126.78
  kappa=2
  sdA=14.27;sdB=18.11
  alpha=0.05
  beta=0.20
  nA=(sdA^2+sdB^2/kappa)*((qnorm(1-alpha)+qnorm(1-beta))
  /(muA-muB))^2
  nB=kappa*nA
  nA;nB
< [1] 99.47415
  [1] 198.9483
```

```
> ceiling(nA) # 무조건 올림
< [1] 100
```

```
> ceiling(nB) # 무조건 올림
< [1] 199
```

평균 수축기 혈압의 비교연구를 위한 임상 시험 연구에 필요한 대상 환자 수는 A 집단 100명, B 집단 199명으로 총 299명으로 산출된다. 주의할 내용은 두 집단의 표본크기를 같게 하는 경우의 표본크기를 구하여 무조건 다른 집단의 크기에 두 배를 하는 경우와 다르다는 것이다. 표본크기의 비를 1:1로 산출 후 다른 집단에 2를 곱하여 표본크기를 구하는 오류를 범하지 않도록 해야 한다. 중도탈락률을 10%라 하면 A 집단 112명, B 집단 222명으로 총 334명을 필요로 한다.

```
> finalnA <- ceiling(nA)/(1-0.1)
  ceiling(finalnA)
< [1] 112
```

```
> finalnB <- ceiling(nB)/(1-0.1)
  ceiling(finalnB)
< [1] 222
```

중도 탈락률을 고려하지 않은 표본크기 100, 199명으로 검정력을 계산하면 다음과 같다.

```
> # Power calculation
  nA=100;nB=199;kappa=2
  muA=131.56;muB=126.78
  sdA=14.27;sdB=18.11
  z=(muA-muB)/sqrt(sdA^2+sdB^2/kappa)*sqrt(nA)
  Power=pnorm(z-qnorm(1-alpha))
  Power
< [1] 0.8018324
```

평균 수축기 혈압의 비교연구를 위한 임상 시험 연구의 검정력은 80.2%로 통계 분석 결과를 신뢰할만하다고 볼 수 있다.

예제 4.4 단측검정 - 모집단의 분산을 모르는 경우

예제 4.3과 같은 조건에서 각 모집단의 분산은 알려지지 않았고 선행과제에서 실험집단의 표준편차가 14.27 mmHg, 대조집단의 표준편차가 14.27 mmHg로 같은 분산으로 알려져 있는 경우의 표본크기를 구하여 보자.

2개 모집단의 분산이 같은 경우 ($\sigma^2_A=\sigma^2_B$)

- 2개 집단의 표본크기를 같게 하는 경우($n_A = n_B$)

2집단의 표본크기 비율은 1:1로 할 경우를 먼저 살펴보기로 하자(k=1).

$$\alpha = 0.05, \quad power = 0.8, \quad \mu_A = 131.56, \quad \mu_B = 126.78,$$
$$s_A = 14.27, \ s_B = 14.27, \ k = 1$$

다음 box 안의 프로그램은 이를 해결하기 위한 R 코드이며 μ_A는 muA로, μ_B는 muB, s_A는 sdA, s_B는 sdB, k는 kappa로 나타내었다. 독자들이 필요한 환자 수를 구하기 위해서는 음영 처리된 부분의 숫자만 바꿔 주면 된다. 식 (4.3)에 의한 예를 들어 보기로 한다.

R Code

```
> muA=131.56;muB=126.78
  kappa=1
  sdA=14.27;sdB=14.27
  alpha=0.05
  beta=0.20
  nA=(sdA^2+sdB^2/kappa)*((qnorm(1-alpha)+qnorm(1-beta))
  /(muA-muB))^2+ (qnorm(1-alpha))^2/(2*(1+kappa))
  nA
< [1] 110.8786
```

위의 결과에서 알 수 있듯이 A 집단의 표본크기는 110.8786명으로 계산되었다. 대상이 사람이므로 무조건 올려 계산하면 다음과 같다.

```
> ceiling(nA) # 무조건 올림
< [1] 111
```

평균 수축기 혈압(SBP) 비교연구를 위한 임상 시험 연구에 필요한 대상 환자 수는 각 집단별로 111명, 총 222명으로 산출된다. 중도탈락률을 10%라 하면 각 집단이 124명, 총 248명을 필요로 한다.

```
> finalnA <- ceiling(nA)/(1-0.1)
  ceiling(finalnA)
< [1] 124
```

중도탈락률을 고려하지 않은 표본크기 n=111명으로 검정력을 계산하면 다음과 같다.

```
> # Power calculation
  nA=111;nB=111
  N=nA+nB
  muA=131.56;muB=126.78
  sdA=14.27;sdB=14.27
  t=(muA-muB)/sqrt(sdA^2/nA+sdB^2/nB)
  Power= 1-pt(qt(0.95,N-2),N-2,t)+pt(-qt(0.95,N-2),N-2,t)
  Power
< [1] 0.8003814
```

평균 수축기 혈압(SBP) 비교연구를 위한 임상 시험 연구의 검정력은 80.0%로 통계 분석 결과를 신뢰할만하다고 볼 수 있다.

R Code package “MESS”

독립 2표본 t-test에 대하여 표본크기가 서로 같은 경우와 다른 경우의 표본크기와 power를 산출하는 패키지는 “MESS”이다.

두 모집단의 분산이 동일한 경우와 그렇지 않은 경우 모두 산출이 가능하다. R code 중 ratio는 두 집단 간의 표본크기 비율, sd.ratio는 두 집단 간의 표준편차 비율을 의미한다.

```
> library(MESS)
  muA=131.56;muB=126.78
  kappa=1
  sdA=14.27;sdB=14.27
  nT<-power_t_test(delta=abs(muA-muB),sd=sdA,power=0.8, sig.level=0.05, ratio=kappa,
  sd.ratio=sdB/sdA, alternative='one.sided')
  nT
```

결과 nT는 표본크기 n 이외에도 다른 결과들을 포함하고 있기에 표본크기만 확인하면 다음과 같다.

```
> n<-nT$n;n
< [1] 110.8848
```

위의 결과에서 알 수 있듯이 각 집단의 표본의 수는 110.8848명으로 계산되었다. 대상이 사람이므로 무조건 올려 계산하면 다음과 같다.

```
> ceiling(nT$n)  # 무조건 올림
< [1] 111
```

평균 수축기 혈압(SBP) 비교연구를 위한 임상 시험 연구에 필요한 대상 환자 수는 각 집단별로 111명, 총 222명으로 산출된다. 중도탈락률을 10%라 하면 각 집단이 124명, 총 248명을 필요로 한다.

```
> finalnN <- ceiling(nT$n)/(1-0.1)
```

```
ceiling(finalnN)
```

```
[1] 124
```

중도탈락률을 고려하지 않은 각 집단의 표본 크기 n=111명으로 검정력을 계산하면 다음과 같다.

```
# Power calculation
library(MESS)
muA=131.56;muB=126.78
sdA=14.27;sdB=14.27
kappa=1
power_t_test(n=111, delta=abs(muA-muB), sd=sdA, ratio=kappa, sig.level=0.05,
sd.ratio=sdB/sdA, alternative='one.sided')
```

```
power = 0.8003635
```

평균 수축기 혈압(SBP) 비교연구를 위한 임상 시험 연구 검정력은 80.0%로 통계 분석 결과를 신뢰할만하다고 볼 수 있다.

■ **2개 집단의 표본크기를 다르게 하는 경우($n_A \neq n_B$)**

2집단의 표본크기 비율을 1:2로 할 경우를 살펴보기로 한다(k=2).

$$\alpha = 0.05, \quad power = 0.8, \quad \mu_A = 131.56, \quad \mu_B = 126.78,$$
$$s_A = 14.27, \quad s_B = 14.27, k = 2$$

다음 box 안의 프로그램은 이를 해결하기 위한 R 코드이며 μ_A는 muA로, μ_B는 muB, s_A는 sdA, s_B는 sdB, k는 kappa로 나타내었다. 독자들이 필요한 환자 수를 구하기 위해서는 음영 처리된 부분의 숫자만 바꿔 주면 된다. 식 (4.3)에 의한 예를 들어 보기로 한다.

R Code

```
muA=131.56;muB=126.78
sdA=14.27;sdB=14.27
kappa=2
alpha=0.05
beta=0.20
```

```
nA=(sdA^2+sdB^2/kappa)*((qnorm(1-alpha)+qnorm(1-beta))
/(muA-muB))^2+(qnorm(1-alpha))^2/(2*(1+kappa))
nB=kappa*nA
nA;nB
```

```
< [1] 83.10258
  [1] 166.2052
```

위의 결과에서 알 수 있듯이 A 집단의 표본크기는 83.10258명, B 집단은 166.2052로 계산되었다. 대상이 사람이므로 무조건 올려 계산하면 다음과 같다.

```
> ceiling(nA);ceiling(nB)    # 무조건 올림
```

```
< [1] 84
  [1] 167
```

평균 수축기 혈압(SBP) 비교연구에 필요한 대상 환자 수는 A 집단은 84명, B 집단은 167명으로 총 251명으로 산출된다(단, 표본크기의 비를 1:1로 산출한 후 다른 집단에 2를 곱하여 표본크기를 구하는 오류를 범하지 않도록 해야 한다).

중도탈락률을 10%라 하면 각 집단은 94명, 186명으로, 총 280명으로 최종 산출된다. 표본크기의 비 1:2에 맞추어 94명, 188명으로 산출하여도 무방하다.

```
> finalnA <- ceiling(nA)/(1-0.1)
  ceiling(finalnA)
```

```
< [1] 94
```

```
> finalnB <- ceiling(nB)/(1-0.1)
  ceiling(finalnB)
```

```
< [1] 186
```

중도탈락률을 고려하지 않은 표본크기 각각 84, 167명으로 검정력을 계산하면 다음과 같다.

```
> # Power calculation
  muA=131.56;muB=126.78
  sdA=14.27;sdB=14.27
  nA=84;nB=167
  N=nA+nB
  t=(muA-muB)/sqrt(sdA^2/nA+sdB^2/nB)
```

```
Power= 1-pt(qt(0.95,N-2),N-2,t)+pt(-qt(0.95,N-2),N-2,t)
Power
```

```
[1] 0.8030518
```

평균 수축기 혈압(SBP) 비교연구 검정력은 80.3%로 통계 분석 결과를 신뢰할만하다고 볼 수 있다.

R Code package "MESS"

독립 2표본 t-test에 대한 표본크기, power를 산출하는 패키지는 "MESS"이다. R code 중 ratio는 두 집단 간의 표본크기 비율, sd.ratio는 두 집단 간의 표준편차 비율을 의미한다.

```
library(MESS)
muA=131.56;muB=126.78
sdA=14.27;sdB=14.27
kappa=2
nT<-power_t_test(delta=abs(muA-muB),sd=sdA,power=0.8,sig.level=0.05, ratio=kappa,
sd.ratio=sdB/sdA, alternative='one.sided')
nT
```

결과 nT는 표본크기 n 이외에도 다른 결과들을 포함하고 있기에 표본크기만 확인하면 다음과 같다.

```
n<-nT$n;n
```

```
[1] 83.33591   166.67182
```

위의 결과에서 알 수 있듯이 각 집단의 표본크기는 83.33591명, 166.67182명으로 계산되었다. 대상이 사람이므로 무조건 올려 계산하면 다음과 같다.

```
ceiling(nT$n)  # 무조건 올림
```

```
[1] 84    167
```

평균 수축기 혈압(SBP) 비교연구에 필요한 대상 환자 수는 A 집단 84명, B 집단 167명으로, 총 251명이 필요하게 된다.

중도탈락률을 10%라 하면 A 집단은 94, B 집단은 186명으로 총 280명을 필요로 한다.

```
> finalnN <- ceiling(nT$n)/(1-0.1)
  ceiling(finalnN)
```

```
< [1] 94  186
```

탈락률을 고려하지 않은 각 집단의 표본크기는 84명, 167명으로 검정력을 계산하면 80.3%로 평균 수축기 혈압의 비교연구는 통계적으로 분석 결과를 신뢰할만하다고 볼 수 있다.

```
> # Power calculation
  library(MESS)
  muA=131.56;muB=126.78
  kappa=2
  power_t_test(n=84, delta=abs(muA-muB), sd=14.27, ratio=kappa, sig.level=0.05,
  sd.ratio=sdB/sdA, alternative='one.sided')
```

```
< power = 0.8027795
```

두 집단의 분산이 다른 경우 ($\sigma^2_A \neq \sigma^2_B$)

■ 두 집단의 표본크기를 같게 하는 경우($n_A = n_B$)

두 집단 간 혈압의 근본적인 평균 차이의 비교연구에 필요한 환자 수를 계산해 보기로 하자. 예제 4.3과 같은 조건에서 두 집단의 모표준편차는 알고 있지 않으며 선행연구에서의 표준편차만 알고 있다고 가정한다. 단, 두 집단의 표본크기 비율은 1:1로 한다($k = 1$).

$$\alpha = 0.05, \quad \text{power} = 0.8, \quad \mu_A = 131.56, \quad \mu_B = 126.78,$$
$$s_A = 14.27, \quad s_B = 18.11, \quad k = 1$$

다음 box 안의 프로그램은 이를 해결하기 위한 R 코드이며 μ_A는 muA로, μ_B는 muB, s_A는 sdA, s_B는 sdB, k는 kappa로 나타내었다. 이제 R 프로그램을 활용하여 환자 수를 구해보자.

R Code

```
> muA=131.56;muB=126.78
  kappa=1
  sdA=14.27;sdB=18.11
  tau=sdB^2/sdA^2
  alpha=0.05
  beta=0.20
  nA=((tau+kappa)/kappa)*((qnorm(1-alpha)+qnorm(1-beta))/((muA-muB)/sdA))^2+(tau^2+kap
  pa^3)*(qnorm(1-alpha)^2)/ (2*kappa*(tau+kappa)^2)
  nA
< [1] 144.5606
```

위의 결과에서 알 수 있듯이 각 집단의 표본크기는 144.5606명으로 계산되었다. 대상이 사람이므로 무조건 올려 계산하면 다음과 같다.

```
> ceiling(nA)  # 무조건 올림
< [1] 145
```

평균 수축기 혈압의 임상 시험 연구에 필요한 대상 환자 수는 집단별로 145명, 총 290명이 필요하게 된다. 중도탈락률을 10%라 하면 집단별로 162명, 총 324명을 필요로 한다.

```
> finalnA <- ceiling(nA)/(1-0.1)
  ceiling(finalnA)
< [1] 162
```

중도탈락률을 고려하지 않은 각 집단의 표본크기 n=145명으로 검정력을 계산하면 다음과 같다.

```
> # Power calculation
  nA=145;nB=145
  N=nA+nB
  t=(muA-muB)/sqrt(sdA^2/nA+sdB^2/nB)
  Power= 1-pt(qt(0.95,N-2),N-2,t)+pt(-qt(0.95,N-2),N-2,t)
  Power
< [1] 0.801156
```

평균 수축기 혈압의 임상 시험 연구의 검정력은 80.1%로 통계 분석 결과를 신뢰할 만하다고 볼 수 있다.

R Code package "MESS"

독립 2표본 t-test에 대하여 표본크기가 서로 같은 경우, 다른 경우의 표본크기와 power를 산출하는 패키지는 "MESS"이다. 두 모집단의 분산이 동일한 경우와 동일한 경우가 아닌 경우 모두 산출이 가능하다. R code 중 sd.ratio는 집단 간의 표준편차 비율을 의미하며 sd는 두 집단의 표준편차 중 작은 값을 넣어 주면 된다.

```
> library(MESS)
  muA=131.56;muB=126.78
  kappa=1
  sdA=14.27;sdB=18.11
  nT<-power_t_test(delta=abs(muA-muB),sd=sdA, power=0.8,sig.level=0.05,
  sd.ratio=sdB/sdA,alternative='one.sided')
  nT
```

결과 nT는 표본크기 n 이외에도 다른 결과들을 포함하고 있으므로 표본크기만 확인하면 다음과 같다.

```
> n<-nT$n;n
< [1] 144.5656  144.5656
```

위의 결과에서 알 수 있듯이 각 집단의 표본크기는 144.5656명으로 계산되었다. 대상이 사람이므로 무조건 올려 계산하면 다음과 같다.

```
> ceiling(nT$n)  # 무조건 올림
< [1] 145  145
```

평균 수축기 혈압 임상 시험 연구에 필요한 대상 환자 수는 각 집단별 145명, 총 290명이 필요하게 된다. 중도탈락률을 10%라 하면 집단별로 162명으로 총 324명을 필요로 한다.

```
> finalnN <- ceiling(nT$n)/(1-0.1)
  ceiling(finalnN)
```

```
< [1] 162  162
```

중도탈락률을 고려하지 않은 각 집단의 표본크기를 n=145명으로 검정력을 계산하면 다음과 같다.

```
> # Power calculation
  library(MESS)
  muA=131.56;muB=126.78
  kappa=1
  sdA=14.27;sdB=18.11
  power_t_test(n=145, delta=abs(muA-muB), sd=sdA, sig.level=0.05, ratio=kappa,sd.ratio=
  sdB/sdA,alternative="one.sided")
< power=0.8010486
```

평균 수축기 혈압의 임상 시험 연구의 검정력은 80.1%로 통계 분석 결과를 신뢰할 만하다고 볼 수 있다.

■ 두 집단의 표본크기를 다르게 하는 경우($n_A \neq n_B$)

두 집단 간 혈압의 근본적인 평균 차이의 비교연구에 필요한 환자 수를 계산해 보기로 하자. 예제 4.3과 같은 조건에서 두 집단의 모표준편차는 알고 있지 않으며 선행연구에서의 표준편차만 알고 있다고 가정한다. 단, 두 집단의 표본크기 비율은 1:2로 한다($k=2$).

$$\alpha = 0.05,\ \ \text{power} = 0.8,\ \ \mu_{\text{A}} = 131.56,\ \ \mu_{\text{B}} = 126.78,$$
$$s_A = 14.27,\ \ s_B = 18.11,\ \ k = 2$$

다음 box 안의 프로그램은 이를 해결하기 위한 R 코드이며 μ_A는 muA로, μ_B는 muB, s_A는 sdA, s_B는 sdB, k는 kappa로 나타내었다.

다음의 결과를 확인해보면 A 집단의 표본크기는 100.0238명, B 집단의 표본크기는 200.0476명으로 계산되었다. 대상이 사람이므로 무조건 올려 계산하면 다음과 같다.

R Code

```
> muA=131.56;muB=126.78
  kappa=2
  sdA=14.27;sdB=18.11
```

```
tau=sdB^2/sdA^2
alpha=0.05
beta=0.20
nA=((tau+kappa)/kappa)*((qnorm(1-alpha)+qnorm(1-beta))/((muA-muB)/sdA))^2+(tau^2+kap
pa^3)*(qnorm(1-alpha)^2)/ (2*kappa*(tau+kappa)^2)
nB=kappa*nA
nA;nB
```

```
< [1] 100.0238
  [1] 200.0476
```

```
> ceiling(nA);ceiling(nB) # 무조건 올림
```

```
< [1] 101
  [1] 201
```

여기서 주의할 내용은 두 집단의 표본크기를 같게 할 경우의 표본크기를 구하여 무조건 다른 집단의 크기를 두 배하는 경우와 다르다는 것이다. 표본크기의 비를 1:1로 산출 후 다른 집단에 두 배를 곱하여 표본크기를 구하는 오류를 범하지 않도록 해야 한다.

평균 수축기 혈압의 임상 시험 연구에 필요한 대상 환자 수는 A 집단 101명, B 집단 201명으로 산출된다. 중도탈락률을 10%라 하면 A 집단 113명, B 집단 224명으로, 총 337명이 최종 산출된다.

```
> finalnA <- ceiling(nA)/(1-0.1)
  ceiling(finalnA)
```

```
< [1] 113
```

```
> finalnB <- ceiling(nB)/(1-0.1)
  ceiling(finalnB)
```

```
< [1] 224
```

다음으로, 중도탈락률을 고려하지 않은 각 집단의 표본크기 A 집단 113명으로 검정력을 계산하여 보면 0.8410613으로 산출된다. 평균 수축기 혈압의 임상 시험 연구의 검정력은 84.1%로 통계 분석 결과를 신뢰할만하다고 볼 수 있다.

```
> muA=131.56;muB=126.78
  kappa=2
```

```
sdA=14.27;sdB=18.11
tau=sdB^2/sdA^2
alpha=0.05;beta=0.20
nB=224;nA=113
p1=sqrt(nA-((tau^2+kappa^3)/(2*kappa*(tau+kappa)^2)*(qnorm(1-alpha))^2))
p2=sqrt((tau+kappa)/kappa)
power=pnorm((p1/p2)*((muA-muB)/sdA)-qnorm(1-alpha))
power
```

```
[1] 0.8410613
```

R Code package "MESS"

독립 2표본 t-test에 대하여 표본크기가 서로 같은 경우, 다른 경우의 표본크기와 power를 산출하는 패키지는 "MESS"이다. 두 모집단의 분산이 동일한 경우와 동일한 경우가 아닌 경우 모두 산출이 가능하다. R code 중 ratio는 집단 간의 표본크기 비율, sd.ratio는 집단 간의 표준편차 비율을 의미한다(단, sd는 두 집단의 표준편차 중 작은 값으로 선택하면 된다).

```
library(MESS)
muA=131.56;muB=126.78
kappa=2
sdA=14.27;sdB=18.11
nT<-power_t_test(delta=abs(muA-muB),sd=sdA,power=0.8,sig.level=0.05, ratio=kappa,
sd.ratio=sdB/sdA,alternative='one.sided')
nT
```

결과 nT는 표본크기 n 이외에도 다른 결과들을 포함하고 있기에 표본크기만 확인하면 다음과 같다.

```
n<-nT$n;n
```

```
[1] 100.0288    200.0575
```

위의 결과에서 알 수 있듯이 각 집단 표본크기는 100.0288, 200.0575명으로 계산되었다. 대상이 사람이므로 무조건 올려서 계산하면 다음과 같다.

```
ceiling(nT$n)  # 무조건 올림
```

```
[1] 101   201
```

평균 수축기 혈압의 임상 시험 연구에 필요한 대상 환자 수는 A 집단 101명, B 집단 201명으로 총 302명이 필요하게 된다. 중도탈락률을 10%라 하면 A 집단 113명, B 집단 224명으로 총 337명이 필요하게 된다.

```
> finalnN <- ceiling(nT$n)/(1-0.1)
  ceiling(finalnN)
< [1] 113   224
```

중도탈락률을 고려하지 않은 A 집단의 표본크기 113명으로 검정력을 계산하면 다음과 같다.

```
> # Power calculation
  library(MESS)
  muA=131.56;muB=126.78
  kappa=2
  sdA=14.27;sdB=18.11
  power_t_test(n=113, delta=abs(muA-muB), sd=sdA, sig.level=0.05,
  ratio=kappa,sd.ratio=sdB/sdA, alternative='one.sided')
< power=0.8410486
```

평균 수축기 혈압의 임상 시험 연구의 검정력은 84.1%로 통계 분석 결과를 신뢰할 만하다고 볼 수 있다.

2. 비열등성/우월성검정

실험군의 평균(μ_B)이 대조군의 평균(μ_A)에 비해 열등한지 혹은 우월한지를 검정하고자 할 때 필요한 표본크기를 산출하게 된다. 비열등성 혹은 우월성검정의 기본 아이디어는 실험군 평균(μ_B)과 대조군 평균(μ_A) 간의 통계적으로 유의한 차이($\epsilon = \mu_B - \mu_A$)가 우월성 혹은 비열등성한계보다 크지 않다면 관심의 대상이 아닐 수 있다는 것이다. 연구목적에 따른 가설은 다음과 같다.

$$\text{귀무가설} \quad H_0: \ \epsilon(=\mu_B-\mu_A) \le \delta$$

$$\text{대립가설} \quad H_1: \ \epsilon(=\mu_B-\mu_A) > \delta$$

만약 $\delta > 0$인 경우는 우월성검정이 되어 귀무가설의 기각은 실험군이 대조군보다 우월하다는 뜻이다. 이와 달리, $\delta < 0$인 경우는 비열등성검정으로 귀무가설의 기각은 실험군이 대조군에 대해 비열등하다는 것을 의미한다. 위에서 수립한 가설을 검정하기 위한 표본크기의 산출식과 검정력을 구하는 식은 다음과 같이 정의된다.

» 표본크기

- 모집단의 분산을 아는 경우(z-test):

$$n_A = kn_B$$

$$n_B = \sigma^2\left(\frac{z_{1-\alpha}+z_{1-\beta}}{\epsilon-\delta}\right)^2\left(1+\frac{1}{k}\right)$$

- 모집단의 분산을 모르는 경우(t-test):

$$n_A = kn_B$$

$$n_B = s^2\left(\frac{z_{1-\alpha}+z_{1-\beta}}{\epsilon-\delta}\right)^2\left(1+\frac{1}{k}\right)+\frac{z_{1-\alpha}^2}{2}$$

» 검정력

- 모집단의 분산을 아는 경우(z-test):

$$1-\beta = \Phi(z-z_{1-\alpha})+\Phi(-z-z_{1-\alpha})$$

여기서, $z = \dfrac{\mu_A-\mu_B-\delta}{\sigma\sqrt{\dfrac{1}{n_A}+\dfrac{1}{n_B}}}$

- 모집단의 분산을 모르는 경우(t-test):

$$1-\beta = 1-T_{n_A+n_B-2}(t_{1-\alpha,n_A+n_B-2} \mid t),$$

여기서, $t = \frac{|\mu_B - \mu_A| - \delta}{s\sqrt{\frac{1}{n_A} + \frac{1}{n_B}}}$

여기서, $T_{n-1}(t_{1-\alpha, n-1} | t)$은 자유도($df$)가 $n-1$
비중심모수(non-centrality parameter) t를 따르는
비중심(non-centrality) t 분포의 누적분포함수

예제 4.5 비열등성/우월성검정 - 모집단의 분산을 아는 경우

LDL 변화의 차이에 대한 비교연구에 필요한 환자 수를 계산하여 보기로 하자. 각 집단의 평균은 6%, 6%, 표준편차는 12%로 알려져 있다. LDL 변화는 6%의 차이가 임상적으로 의미 있는 차이로 생각된다고 가정한다.

두 집단의 표본크기를 같게 하는 경우($n_A = n_B$)

치료 그룹 간 평균 LDL의 차이는 0%($\epsilon = \mu_B(test) - \mu_A(control) = 0$), 비열등성 마진이 6%로 선택될 때($\delta = -0.06$), LDL 변화에 대한 비열등성 연구에 필요한 환자 수를 계산하여 보기로 하자. 단, 집단 간의 표본크기 비율은 1:1로 한다($k = 1$).

$$\alpha = 0.05,\ \text{power} = 0.8,\ \epsilon = \mu_B(test) - \mu_A(control) = 0, \delta = -0.06,$$
$$s = 0.12,\ k = 1,\ n_A = n_B$$

다음 box 안의 프로그램은 이를 해결하기 위한 R 코드이며 μ_A는 muA로, μ_B는 muB, s는 sd, k는 kappa, δ는 delta로 나타내었다. 이제 R 프로그램을 활용하여 환자 수를 구해보자.

R Code

```
> muA=6;muB=6
  delta=-0.06;kappa=1
  sd=0.12
  alpha=0.05
  beta=0.20
  nB=(1+1/kappa)*(sd*(qnorm(1-alpha)+qnorm(1-beta))/(muA-muB-delta))^2
```

```
nB
```

```
[1] 49.46046
```

위의 결과에서 알 수 있듯이 표본크기는 집단별로 49.46046명으로 계산된다. 대상이 사람이므로 무조건 올려 계산하면 다음과 같다.

```
N<-ceiling(nB);N   # 무조건 올림
```

```
[1] 50
```

LDL 변화의 비열등성 연구에 필요한 대상 환자 수는 각각의 집단별로 50명씩 총 100명으로 산출된다. 중도탈락률을 10%라 하면 집단별로 56명씩 총 112명이 최종 산출된다.

```
finalN <- ceiling(nB)/(1-0.1)
ceiling(finalN)
```

```
[1] 56
```

중도탈락률을 고려하지 않은 각 집단의 표본크기 n=50명으로 검정력을 계산하면 다음과 같다.

```
# Power calculation
muA=6;muB=6
delta=-0.06;kappa=1
nB=50
sd=0.12
alpha=0.05
z=(muA-muB-delta)/(sd*sqrt((1+1/kappa)/nB))
Power=pnorm(z-qnorm(1-alpha))+pnorm(-z-qnorm(1-alpha))
Power
```

```
[1] 0.8037819
```

LDL 변화에 대한 비열등성 연구의 검정력은 80.4%로 통계 분석 결과를 신뢰할만 하다고 볼 수 있다.

R Code package "epiR"

모집단의 분산을 아는 경우, 두 모집단의 비열등성 혹은 우월성검정을 위한 표본크기는 패키지 "epiR"를 사용하여 계산할 수 있다. R code에서 treat는 실험군의 평균, control은 대조군의 평균, sd는 표준편차를 나타내고 있다. 또한 r은 표본크기 비율을 나타내며 두 집단의 비율은 1:1로 한다($r = 1$).

```
> library(epiR)
  tn<-epi.ssninfc(treat=6, control=6, sd=0.12, delta=-0.06, n=NA,
  r=1, power=0.80, alpha=0.05)
  tn
```

```
< $n.total
  [1] 100

  $n.treat
  [1] 50

  $n.control
  [1] 50
```

LDL 변화에 대한 비열등성을 확립하는 연구에 필요한 대상 환자 수는 집단별로 50명씩 총 100명으로 산출된다. 중도탈락률을 10%라 하면 집단별로 56명씩 총 112명이 최종 산출된다.

```
> finalN <- ceiling(nB)/(1-0.1)
  ceiling(finalN)
```

```
< [1] 56
```

탈락률을 고려하지 않은 각 집단의 표본크기 n=50명으로 검정력을 계산하면 다음과 같다. 패키지 사용 시 n은 두 집단의 표본크기 합인 100을 입력해야 하는 것에 유의할 필요가 있다.

```
> library(epiR)
  epi.ssninfc(treat=6, control=6, sd=0.12, delta=-0.06, n=100,
  r=1, power=NA, alpha=0.05)
```

```
< $power
  [1] 0.8037819
```

LDL 변화에 대한 비열등성 연구의 검정력은 80.4%로 통계 분석 결과를 신뢰할만하다고 볼 수 있다.

두 집단의 표본의 크기를 다르게 하는 경우 ($n_A \neq n_B$)

치료 그룹 간 평균 LDL의 차이는 0%($\epsilon = \mu_B(test) - \mu_A(control) = 0$), 비열등성 마진이 6%로 선택될 때($\delta = -0.06$), LDL 변화에 대한 비열등성 연구에 필요한 환자 수를 계산하여 보기로 하자. 단, 집단 간의 표본크기 비율은 1:2로 한다($k = 2$).

$$\alpha = 0.05, \quad \text{power} = 0.8, \quad \epsilon = \mu_B(test) - \mu_A(control) = 0, \delta = -0.06,$$
$$s = 0.12, \quad k = 2, \quad n_A = kn_B$$

다음 box 안의 프로그램은 이를 해결하기 위한 R 코드이며 μ_A는 muA로, μ_B는 muB, s는 sd, k는 kappa, δ는 delta로 나타내었다.

아래의 결과에서 알 수 있듯이 표본크기는 A 집단 74.19069명, B 집단 7.09534명으로 계산되었다. 대상이 사람이므로 무조건 올려 계산하면 다음과 같다.

R Code

```
› muA=6
  muB=6
  delta=-0.06
  kappa=2
  sd=0.12
  alpha=0.05
  beta=0.20
  nB=(1+1/kappa)*(sd*(qnorm(1-alpha)+qnorm(1-beta))/(muA-muB-delta))^2
  nA=kappa*nB
  nA;nB
```

```
‹ [1] 74.19069
  [1] 37.09534
```

```
› nA<-ceiling(nA)
  nB<-ceiling(nB)     # 무조건 올림
  nA;nB
```

```
‹ [1] 75
  [1] 38
```

LDL 변화에 대한 비열등성을 확립하는 연구에 필요한 대상 환자 수는 A 집단 75명, B 집단 38명으로 총 113명 산출이 된다. 중도탈락률을 10%라 하면 집단 A는 84명,

집단 B 43명으로 총 127명이 최종 산출된다.

```
> finalNB <- ceiling(ceiling(nB)/(1-0.1))
  finalNA <- ceiling(ceiling(nA)/(1-0.1))
  finalNA;finalNB
```

```
< [1] 84
  [1] 43
```

중도탈락률을 고려하지 않은 집단 B의 표본크기 38명으로 검정력을 계산하면 다음과 같다.

```
> # Power calculation
  muA=6
  muB=6
  delta=-0.06
  kappa=2
  nB=38
  sd=0.12
  alpha=0.05
  z=(muA-muB-delta)/(sd*sqrt((1+1/kappa)/nB))
  Power=pnorm(z-qnorm(1-alpha))+pnorm(-z-qnorm(1-alpha))
  Power
```

```
< [1] 0.8083456
```

LDL 변화에 대한 비열등성을 확립하는 연구의 검정력은 80.8%로 통계 분석 결과를 신뢰할만하다고 볼 수 있다.

R Code package "epiR"

모집단의 분산을 알고 있는 경우, 두 모집단의 비열등성 혹은 우월성검정을 위한 표본크기는 패키지 "epiR"를 사용하여 계산할 수 있다. R code에서 treat는 실험군의 평균, control은 대조군의 평균, sd는 표준편차를 나타내고 있다. 또한 r은 표본크기 비율로 두 집단의 비율을 1:2로 한다($r = 2$).

```
> library(epiR)
  tn<-epi.ssninfc(treat=6, control=6, sd=0.12, delta=-0.06, n=NA,
  r=2, power=0.80, alpha=0.05)
  tn
```

```
$n.total
[1] 113
$n.treat
[1] 75
$n.control
[1] 38
```

LDL 변화에 대한 비열등성을 확립하는 연구에 필요한 대상 환자 수는 A 집단 75명, B 집단 38명으로 총 113명으로 산출이 된다. 중도탈락률을 10%라 하면 A 집단은 84명, B 집단은 43명으로 총 127명이 최종 산출된다.

```
finalNt <- ceiling(tn$n.treat/(1-0.1))
finalNc <- ceiling(tn$n.control/(1-0.1))
finalNt;finalNc
```

```
[1] 84
[1] 43
```

중도탈락률을 고려하지 않은 각 집단의 표본크기 75, 38명으로 검정력을 계산하였다. 패키지 사용 시 n은 두 집단 표본크기의 합인 113을 입력해야 하는 것에 유의할 필요가 있다.

```
library(epiR)
epi.ssninfc(treat=6, control=6, sd=0.12, delta=-0.06, n=113,
r=2, power=NA, alpha=0.05)
```

```
$power
[1] 0.8083456
```

LDL 변화에 대한 비열등성을 확립하는 연구의 검정력은 80.8%로 통계 분석 결과를 신뢰할만하다고 볼 수 있다.

예제 4.6 비열등성/우월성검정 - 모집단의 분산을 모르는 경우

예제 4.5와 같은 조건에서 모표준편차는 알려져 있지 않고 표본의 표준편차는 12%로 알려져 있다. LDL 변화는 6%의 차이가 임상적으로 의미 있는 차이로 생각된다고 가정한다.

두 집단의 표본크기를 같게 하는 경우($n_A = n_B$)

비열등성 마진이 6%로 선택되고($\delta = -0.06$), 또한 치료 그룹 간의 평균 LDL의 차이는 0%($\epsilon = \mu_B(test) - \mu_A(control) = 0$)라고 가정한다. LDL 변화에 대한 비열등성 연구에 필요한 환자 수를 계산하여 보기로 하자. 두 집단의 표본크기 비율은 1:1로 한다($k = 1$).

$$\alpha = 0.05,\ \text{power} = 0.8,\ \epsilon = \mu_B(\text{test}) - \mu_A(\text{control}) = 0, \delta = -0.06,\ s = 0.12,$$
$$k = 1,\ n_A = n_B$$

다음 box 안의 프로그램은 이를 해결하기 위한 R 코드이며 μ_A는 muA로, μ_B는 muB, s는 sd, k는 kappa, δ는 delta로 나타내었다. 이제 R 프로그램을 활용하여 환자 수를 구해보자.

R Code

```
> muA=6
  muB=6
  delta=6
  kappa=1
  sd=12
  alpha=0.05
  beta=0.20
  nB=(1+1/kappa)*(sd*(qnorm(1-alpha)+qnorm(1-beta))/(muA-muB-delta))^2+(qnorm(1-alpha)
  ^2/2)
  nB
< [1] 50.81323
```

위의 결과에서 알 수 있듯이 표본크기는 집단별 50.81323명으로 계산되었다. 대상이 사람이므로 무조건 올려 계산하면 다음과 같다.

```
> N<-ceiling(nB);N  # 무조건 올림
< [1] 51
```

LDL 변화 차이에 대한 비열등성을 확립하는 연구에 필요한 대상 환자 수는 집단별 51명씩 총 102명으로 산출된다. 중도탈락률을 10%라 하면 집단별로 57명씩 총 114명이 최종 산출된다.

```
> finalN <- ceiling(nB)/(1-0.1)
  ceiling(finalN)
< [1] 57
```

중도탈락률을 고려하지 않은 각 집단의 표본크기 n=51명으로 검정력을 계산하면 다음과 같다.

```
> #Power Calculation
  muA=6
  muB=6
  delta=6
  kappa=1
  sd=12
  nA=51;nB=51
  N=nA+nB
  t=(muA-muB-delta)/(sd*sqrt(1/nA+1/nB))
  Power= 1-pt(qt(0.95,N-2),N-2,t) +pt(-qt(0.95,N-2),N-2,t)
  Power
< [1] 0.805915
```

LDL 변화의 차이에 대한 비열등성을 확립하는 연구의 검정력은 80.6%로 통계 분석 결과를 신뢰할만하다고 볼 수 있다. 분산을 모르는 경우의 표본크기 및 power 산출을 위한 package는 생략한다.

두 집단의 표본크기를 다르게 하는 경우 ($n_A \neq n_B$)

비열등성 마진이 6%로 선택되고($\delta = -0.06$) 치료 그룹 간의 평균 LDL의 차이는 0%($\epsilon = \mu_B(test) - \mu_A(control) = 0$)라고 가정한다. LDL 변화에 대한 비열등성 연구에 필요한 환자 수를 계산하여 보기로 하자. 단, 두 집단의 표본크기 비율은 1:2로 한다($k = 2$).

$$\alpha = 0.05, \quad \text{power} = 0.8, \quad \epsilon = \mu_B(test) - \mu_A(control) = 0, \delta = -0.06,$$
$$s = 0.12, \quad k = 2, \quad n_B = kn_A$$

다음 box 안의 프로그램은 이를 해결하기 위한 R 코드이며 μ_A는 muA로, μ_B는 muB,

s는 sd, k는 kappa, δ는 delta로 나타내었다.

R Code

```
> muA=6;muB=6
  delta=6
  kappa=2
  sd=12
  alpha=0.05;beta=0.20
  nB=(1+1/kappa)*(sd*(qnorm(1-alpha)+qnorm(1-beta))/(muA-muB-delta))^2+(qnorm(1-alpha)
  ^2/2)
  nA=kappa*nB
  nA;nB
< [1] 76.89623
  [1] 38.44812
```

위 결과에서 알 수 있듯이 표본크기는 A 집단 76.89623명, B 집단 38.44812명으로 계산되며 대상이 사람이므로 무조건 올려 계산하면 다음과 같다.

```
> N_A<-ceiling(nA);N_B<-ceiling(nB)
  N_A;N_B   # 무조건 올림
< [1] 77
  [1] 39
```

LDL 변화 차이에 대한 비열등성을 확립하는 연구에 필요한 대상 환자 수는 A 집단 77명, B 집단 39명으로 총 116명이 산출된다. 중도탈락률을 10%라 하면 집단별로 86명, 44명으로 총 130명이 최종 산출된다.

```
> finalNA<- ceiling(nA)/(1-0.1)
  finalNB<- ceiling(nB)/(1-0.1)
  ceiling(finalNA);ceiling(finalNB)
< [1] 86
  [1] 44
```

중도탈락률을 고려하지 않은 각 집단의 표본크기는 77명, 39명으로 검정력을 계산하면 다음과 같다.

```
> # Power calculation
  muA=6
  muB=6
  delta=6
  kappa=2
  sd=12
  nA=77;nB=39
  N=nA+nB
  t=(muA-muB-delta)/(sd*sqrt(1/nA+1/nB))
  Power= 1-pt(qt(0.95,N-2),N-2,t) +pt(-qt(0.95,N-2),N-2,t)
  Power
< [1] 0.8116699
```

LDL 변화 차이에 대한 비열등성을 확립하는 연구의 검정력은 81.2%로 통계 분석 결과를 신뢰할만하다고 볼 수 있다.

3. 동등성검정

두 그룹의 평균 중 어느 그룹의 평균이 더 큰지는 고려의 대상이 아니고 두 그룹의 평균이 동등한지 아닌지를 검정하고자 할 때 필요한 표본크기를 산출한다. 그룹 A와 그룹 B에서 샘플을 수집한다고 가정하고 이표본검정을 시행할 경우의 표본을 산출한다. 어느 회사의 신제품이 기존 업계 표준 제품과 동등한지를 검정할 경우의 표본크기를 계산하여 보기로 한다. 연구목적의 가설은 다음과 같으며 여기서 δ는 검정에서의 한계를 나타낸다.

$$\text{귀무가설} \quad H_0 : |\mu_A - \mu_B| \geq \delta$$
$$\text{대립가설} \quad H_1 : |\mu_A - \mu_B| < \delta$$

두 그룹 간 표본크기의 비는 다음과 같다.

$$k = \frac{n_A}{n_B}$$

위에서 수립한 가설을 검정하기 위한 표본크기의 산출식과 검정력을 구하는 식은 다음과 같이 정의된다.

» 표본크기

■ 모집단의 분산을 아는 있을 경우(z-test):

$$n_A = kn_B$$

$$n_B = \left(1+\frac{1}{k}\right)\left(\sigma\frac{z_{1-\alpha}+z_{1-\beta/2}}{|\mu_A-\mu_B|-\delta}\right)^2$$

■ 모집단의 분산을 모르는 경우(t-test):

$$n_A = kn_B$$

$$n_B = \left(1+\frac{1}{k}\right)\left(s\frac{z_{1-\alpha}+z_{1-\beta/2}}{|\mu_A-\mu_B|-\delta}\right)^2+\frac{z_{1-\alpha}^2}{2}$$

» 검정력

■ 모집단의 분산을 아는 경우(z-test):

$$1-\beta = 2\left[\Phi(z-z_{1-\alpha})+\Phi(-z-z_{1-\alpha})\right]-1$$

여기서, $z=\dfrac{|\mu_A-\mu_B|-\delta}{\sigma\sqrt{\dfrac{1}{n_A}+\dfrac{1}{n_B}}}$

■ 모집단의 분산을 모르는 경우(t-test):

$$1-\beta = 1-T_{n_A+n_B-2}(t_{1-\alpha,n_A+n_B-2} \mid t_1)-T_{n_A+n_B-2}(t_{1-\alpha,n_A+n_B-2} \mid t_2)$$

여기서, $t_1=\dfrac{\delta-(\mu_B-\mu_A)}{s\sqrt{\dfrac{1}{n_A}+\dfrac{1}{n_B}}}$, $t_2=\dfrac{\delta+(\mu_B-\mu_A)}{s\sqrt{\dfrac{1}{n_A}+\dfrac{1}{n_B}}}$

여기서, $T_{n-1}(t_{1-\alpha,n-1} \mid t)$은 자유도($df$)가 $n-1$, 비중심모수(non-centrality parameter) t를 따르는 비중심(non-centrality) t 분포의 누적분포함수

예제 4.7 동등성검정 - 모집단의 분산을 아는 경우

예제 4.6과 같은 조건에서 모표준편차는 12%로 알려져 있다. LDL 변화는 6%의 차이가 임상적으로 의미 있는 차이로 생각된다고 가정한다.

두 집단의 표본의 크기를 같게 하는 경우 ($n_A = n_B$)

동등성 마진이 6%로 선택되고($\delta = 0.06$), 치료 그룹 간의 평균 LDL의 차이는 2% ($\epsilon = \mu_B(test) - \mu_A(control) = 0.05 - 0.03 = 0.02$)라고 가정한다. LDL 변화에 대한 동등성 연구에 필요한 환자 수를 계산해 보기로 하자. 단, 집단 간의 표본크기 비율은 1:1로 한다($k = 1$).

$$\alpha = 0.05, \quad \text{power} = 0.8, \quad \epsilon = \mu_B(test) - \mu_A(control) = 0.02, \delta = 0.06,$$
$$s = 0.12, \quad k = 1, \quad n_B = n_A$$

다음 box 안의 프로그램은 이를 해결하기 위한 R 코드이며 μ_A는 muA로, μ_B는 muB, s는 sd, δ는 delta, k는 kappa로 나타내었다.

R Code

```
> muA=0.05
  muB=0.03
  delta=0.06
  kappa=1
  sd=0.12
  alpha=0.05
  beta=0.20
  nB=(1+1/kappa)*(sd*(qnorm(1-alpha)+qnorm(1-beta/2))/(abs(muA-muB)-delta))^2
  nB
< [1] 154.1493
```

위의 결과에서 알 수 있듯이 표본크기는 집단별로 154.1493명으로 계산되었다. 대상이 사람이므로 무조건 올려 계산하면 다음과 같다.

```
> N<-ceiling(nB);N   # 무조건 올림
```

```
< [1] 155
```

LDL 변화의 차이에 대한 동등성을 확립하는 연구에 필요한 대상 환자 수는 집단별로 155명씩 총 310명으로 산출된다. 중도탈락률을 10%라 하면 집단별로 173명씩 총 346명이 최종적으로 산출된다.

```
> finalN <- ceiling(nB)/(1-0.1)
  ceiling(finalN)
< [1] 173
```

중도탈락률을 고려하지 않은 각 집단의 표본크기 n=155명으로 검정력을 계산하면 다음과 같다.

```
> # Power calculation
  muA=0.05;muB=0.03
  delta=0.06;kappa=1
  nB=155
  sd=0.12
  alpha=0.05
  z=(abs(muA-muB)-delta)/(sd*sqrt((1+1/kappa)/nB))
  Power=2*(pnorm(z-qnorm(1-alpha))+pnorm(-z-qnorm(1-alpha)))-1
  Power
< [1] 0.8028206
```

LDL 변화의 차이에 대한 동등성을 확립하는 연구의 검정력은 80.3%로 통계 분석 결과를 신뢰할만하다고 볼 수 있다.

R Code: package “TOSTER”

모집단의 분산을 알고 있는 경우, 두 모집단의 평균 동등성검정을 위한 표본크기는 패키지 “TOSTER”를 사용하여 계산할 수 있다. “TOSTER” 활용은 예제 3.7과 같다. 선행논문에서 표본의 크기가 각 그룹당 155인 경우를 예로 들어 보기로 하자.

```
> library(TOSTER)
  sd=0.12
  N=155
  # equivalence bounds calculation
```

```
eb<-powerTOSTtwo.raw(alpha=0.05, N, statistical_power=.8, sdpooled=sd)
eb
```

```
< The equivalence bounds to achieve 80 % power with N=155 are -0.04 and 0.04 .
[1] -0.03989008  0.03989008
```

동등성한계는 (-0.03989008, 0.03989008)로 계산이 되었고 이를 이용하여 표본크기를 구하면 다음과 같다.

```
> n<-powerTOSTtwo.raw(alpha=0.05, statistical_power=0.8, sdpooled=0.12,
   low_eqbound=eb[1], high_eqbound=eb[2])
  n
```

```
< The required sample size to achieve 80 % power with equivalence bounds of
  -0.03989008 and 0.03989008 is 155 per group, or 310 in total
  [1] 155
```

위의 결과에서 알 수 있듯이 표본크기는 각 그룹당 155명으로 계산되었다. 두 그룹 총 310명으로 산출되었다. 이는 대상이 사람이므로 무조건 올려 계산된 결과이다. 중도탈락률 10%를 고려하면 각 그룹당 173명, 총 346명이 최종 산출된다.

```
> finalN <- ceiling(n) /(1-0.1)
  ceiling(finalN)
```

```
< [1] 173
```

탈락률을 고려하지 않은 표본크기 n=155명으로 하여 검정력을 계산하면 다음과 같다.

```
> # Power calculation
  library(TOSTER)
  sd=0.12
  N=155  #선행논문 표본크기
  # equivalence bounds calculation
  eb<-powerTOSTtwo.raw(alpha=0.05, N, statistical_power=.8, sdpooled=sd)
  eb
  Power=powerTOSTtwo.raw(alpha=0.05, N=155, sdpooled=0.12,
   low_eqbound=eb[1], high_eqbound=eb[2])
  Power
```

```
< [1] 0.8000048
```

LDL 변화의 차이에 대한 동등성을 확립하는 연구의 검정력은 80.0%로 통계 분석 결과를 신뢰할만하다고 볼 수 있다.

두 집단의 표본의 크기를 다르게 하는 경우 ($n_A \neq n_B$)

동등성 마진이 6%로 선택되고($\delta = 0.06$), 치료 그룹 간의 평균 LDL의 차이는 2% ($\epsilon = \mu_B(test) - \mu_A(control) = 0.05 - 0.03 = 0.02$)라고 가정한다. LDL 변화에 대한 동등성 연구에 필요한 환자 수를 계산해 보기로 하자. 단, 집단 간의 표본크기 비율은 1:2로 한다($k = 2$).

$$\alpha = 0.05, \quad \text{power} = 0.8, \quad \epsilon = \mu_B(test) - \mu_A(control) = 0.02, \delta = 0.06,$$
$$s = 0.12, \; k = 2, \quad n_A = kn_B$$

다음 box 안의 프로그램은 이를 해결하기 위한 R 코드이며 μ_A는 muA로, μ_B는 muB, s는 sd, δ는 delta, k는 kappa로 나타내었다.

R Code

```
> muA=0.05;muB=0.03
  delta=0.06
  kappa=2;sd=0.12
  alpha=0.05
  beta=0.20
  nB=(1+1/kappa)*(sd*(qnorm(1-alpha)+qnorm(1-beta/2))/(abs(muA-muB)-delta))^2
  nA=kappa*nB
  nA;nB
```

```
< [1] 231.2239
  [1] 115.6119
```

위의 결과에서 알 수 있듯이 표본크기는 A 집단 231.2239명, B 집단 115.6119명으로 계산되었다. 대상이 사람이므로 무조건 올려 계산하면 다음과 같다.

```
> N_A<-ceiling(nA)
  N_B<- ceiling(nB)
  N_A;N_B   # 무조건 올림
```

```
< [1] 232
```

```
[1] 116
```

LDL 변화의 차이에 대한 동등성을 확립하는 연구에 필요한 대상 환자 수는 집단별로 232명, 116명으로 총 348명으로 산출된다. 중도탈락률이 10%일 경우 집단별로 258명, 129명으로 총 387명이 최종 산출된다.

```
> finalNA <- ceiling(nA)/(1-0.1)
  finalNB <- ceiling(nB)/(1-0.1)
  ceiling(finalNA);ceiling(finalNB)
```

```
< [1] 258
  [1] 129
```

중도탈락률을 고려하지 않은 각 집단의 표본크기를 232명, 116명으로 검정력을 계산하면 다음과 같다.

```
> # Power calculation
  muA=0.05
  muB=0.03
  delta=0.06
  kappa=2
  nB=116
  sd=0.12
  alpha=0.05
  z=(abs(muA-muB)-delta)/(sd*sqrt((1+1/kappa)/nB))
  Power=2*(pnorm(z-qnorm(1-alpha))+pnorm(-z-qnorm(1-alpha)))-1
  Power
```

```
< [1] 0.8017217
```

LDL 변화의 차이에 대한 동등성을 확립하는 연구의 검정력은 80.2%로 통계 분석 결과를 신뢰할만하다고 볼 수 있다.

예제 4.8 동등성검정 - 모집단의 분산을 모르는 경우

예제 4.6과 같은 조건에서 모집단의 분산은 알려져 있지 않으며, 선행연구에서의 표본표준편차는 12%로 알려져 있다. LDL 변화는 6%의 차이가 임상적으로 의미 있는 차이로 생각된다고 가정한다.

두 집단의 표본크기를 같게 하는 경우($n_A = n_B$)

동등성 마진이 6%로 선택되고($\delta = 0.06$), 치료 그룹 간의 평균 LDL의 차이는 2% ($\epsilon = \mu_B(test) - \mu_A(control) = 0.05 - 0.03 = 0.02$)라고 가정한다. LDL 변화에 대한 동등성 연구에 필요한 환자 수를 계산해 보기로 하자. 단, 집단 간의 표본크기 비율은 1:1로 한다($k = 1$).

$$\alpha = 0.05,\ \ \text{power} = 0.8,\ \ \epsilon = \mu_B(test) - \mu_A(control) = 0.02, \delta = 0.06,$$
$$s = 0.12,\ \ k = 1,\ \ n_A = n_B$$

다음 box 안의 프로그램은 이를 해결하기 위한 R 코드이며 μ_A는 muA로, μ_B는 muB, s는 sd, δ는 delta, k는 kappa로 나타내었다.

R Code

```
> muA=0.05
  muB=0.03
  delta=0.06
  kappa=1
  sd=0.12
  alpha=0.05
  beta=0.20
  nB=(1+1/kappa)*(sd*( qnorm(1-alpha)+qnorm(1-beta/2))/(abs(muA-muB)-delta))^2+
  qnorm(1-alpha)^2/2
  nB
< [1] 155.502
```

위의 결과에서 알 수 있듯이 표본크기는 각 집단이 155.502명으로 계산되었다. 대상이 사람이므로 무조건 올려 계산하면 다음과 같다.

```
> ceiling(nB) # 무조건 올림
< [1] 156
```

LDL 변화의 차이에 대한 동등성을 확립하는 연구에 필요한 대상 환자 수는 집단별로 156명, 총 312명으로 산출된다. 중도탈락률을 10%라 하면 집단별로 174명, 총 348명이 최종 산출된다.

```
> finalNB <- ceiling(nB)/(1-0.1)
  ceiling(finalNB)
```

```
< [1] 174
```

탈락률을 고려하지 않은 각 집단의 표본크기 156명으로 검정력을 계산하면 다음과 같다.

```
> # Power calculation
  muA=0.05
  muB=0.03
  delta=0.06
  kappa=1
  sd=0.12
  nA=156;nB=156
  N=nA+nB
  t=(delta-abs(muA-muB))/(sd*sqrt(1/nA+1/nB))
  Power= 1-2*pt(qt(0.95,N-2),N-2,t)
  Power
```

```
< [1] 0.803862
```

LDL 변화의 차이에 대한 동등성을 확립하는 연구의 검정력은 80.4%로 통계 분석 결과를 신뢰할만하다고 볼 수 있다.

R Code: package "TOSTER"

모집단의 분산을 알고 있는 경우, 두 모집단의 평균 동등성검정을 위한 표본크기는 패키지 "TOSTER"를 사용하여 계산할 수 있다. "TOSTER" 활용은 예제 3.7과 같다. 선행논문에서 표본크기가 각 그룹당 109인 경우를 예로 들어 보기로 한다.

```
> library(TOSTER)
  sd=0.12
  N=156
  # equivalence bounds calculation
  eb<-powerTOSTtwo(alpha=0.05, N, statistical_power=.8)
  eb
```

```
< The equivalence bounds to achieve 80 % power with N=156 are -0.33 and 0.33 .
  [1] -0.3313501    0.3313501
```

동등성한계는 (-0.3313501, 0.3313501)로 계산이 되었고 이를 이용하여 표본크기를 구하면 다음과 같다.

```
> n<- powerTOSTtwo(alpha=0.05, statistical_power=0.8,
   low_eqbound_d=eb[1], high_eqbound_d=eb[2])
  n
```

```
< The required sample size to achieve 80 % power with equivalence bounds of -0.3313501
  and 0.3313501 is 156 per group, or 312 in total.
  [1] 156
```

위의 결과에서 알 수 있듯이 표본 수는 각 그룹당 156명으로 계산되어 총 312명으로 산출되었다. 대상이 사람이므로 무조건 올려 계산하면 다음과 같다.

```
> N<-ceiling(n);N   # 무조건 올림
```

```
< [1] 156
```

LDL 변화의 차이에 대한 동등성을 확립하는 연구에 필요한 대상 환자 수는 집단별로 156명, 총 312명으로 산출된다. 중도탈락률을 10%라 하면 집단별로 123명, 총 246명이 최종 산출된다.

```
> finalNB <- ceiling(n)/(1-0.1)
  ceiling(finalNB)
```

```
< [1] 174
```

중도탈락률을 고려하지 않은 각 집단의 표본크기 156명으로 검정력을 계산하면 다음과 같다.

```
> library(TOSTER)
  # equivalence bounds calculation
  sd=0.12;N=156
  eb<-powerTOSTtwo(alpha=0.05, N, statistical_pcwer=.8)
  # Power calculation
  Power<-powerTOSTtwo(alpha=0.05, N=156, low_eqbound_d=eb[1],
   high_eqbound_d=eb[2])
  Power
```

```
< The statistical power is 80 % for equivalence bounds of -0.3313501 and 0.3313501.
  [1] 0.8000048
```

LDL 변화의 차이에 대한 동등성을 확립하는 연구의 검정력은 80.0%로 통계 분석 결과를 신뢰할만하다고 볼 수 있다.

두 집단의 표본크기를 다르게 하는 경우 ($n_A \neq n_B$)

동등성 마진이 6%로 선택되고($\delta = 0.06$), 치료 그룹 간의 평균 LDL의 차이는 2% ($\epsilon = \mu_B(test) - \mu_A(control) = 0.05 - 0.03 = 0.02$)라고 가정한다. LDL 변화에 대한 동등성 연구에 필요한 환자 수를 계산해 보기로 하자. 단, 집단 간의 표본크기 비율은 1:2로 한다($k = 2$).

$$\alpha = 0.05, \quad \text{power} = 0.8, \quad \epsilon = \mu_B(test) - \mu_A(control) = 0.02, \delta = 0.06,$$
$$s = 0.12, \; k = 2, \quad n_A = kn_B$$

다음 box 안의 프로그램은 이를 해결하기 위한 R 코드이며 μ_A는 muA로, μ_B는 muB, s는 sd, δ는 delta, k는 kappa로 나타내었다. 이제 R 프로그램을 활용하여 환자 수를 구해보자.

R Code

```
> muA=0.05;muB=0.03
  delta=0.06
  kappa=2
  sd=0.12
  alpha=0.05
  beta=0.20
  nB=(1+1/kappa)*(sd*(qnorm(1-alpha)+qnorm(1-beta/2))/(abs(muA-muB)-delta))^2+qnorm(1-
  alpha)^2/2
  nA=kappa*nB
  nA;nB
```

```
< [1] 233.9294
  [1] 116.9647
```

위의 결과에서 알 수 있듯이 표본의 수는 A 집단 233.9294명, B 집단 116.9647명으로 계산되었다. 대상이 사람이므로 무조건 올려 계산하면 다음과 같다.

```
> N_A<-ceiling(nA)
```

```
N_B<- ceiling(nB)
N_A;N_B  # 무조건 올림
```

```
[1] 234
[1] 117
```

LDL 변화의 차이에 대한 동등성을 확립하는 연구에 필요한 대상 환자 수는 집단별로 234명, 117명으로 총 351명으로 산출된다. 중도탈락률을 10%라 하면 집단별로 183명, 92명으로 총 275명이 최종 산출된다.

```
finalNA <- ceiling(nA)/(1-0.1)
finalNB <- ceiling(nB)/(1-0.1)
ceiling(finalNA);ceiling(finalNB)
```

```
[1] 260
[1] 130
```

중도탈락률을 고려하지 않은 각 집단의 표본크기 234명, 117명으로 검정력을 계산하면 다음과 같다.

```
# Power calculation
muA=0.05
muB=0.03
delta=0.06
kappa=2
sd=0.12
alpha=0.05
nA=234;nB=117
N=nA+nB
t=(delta-abs(muB-muA))/(sd*sqrt(1/nA+1/nB))
Power= 1-2*pt(qt(0.95,N-2),N-2,t)
Power
```

```
[1] 0.804111
```

LDL 변화의 차이에 대한 동등성을 확립하는 연구의 검정력은 80.4%로 통계 분석 결과를 신뢰할만하다고 볼 수 있다.

04 평행설계: 짝지어진 2개 집단의 평균비교

독립적인 두 집단과는 달리 동일한 개체에 대해 실험 전후 측정값의 차이를 추론하기 위한 연구가 있다면 두 집단이 독립이라는 가정을 만족하지 못하게 된다. 예를 들어 혈압약을 먹기 전과 먹은 후 혈압의 차이에 관심이 있는 연구는 복용 전 혈압의 평균과 복용 후 혈압의 평균을 비교해야 한다. 비록 전과 후 두 집단으로부터 자료를 추출했지만 서로 독립적인 자료가 아니므로 짝지어진 두 집단 비교를 해야 한다. 이 경우 표본크기 산출은 제2장 단일 집단의 평균비교와 동일한 방법으로 표본크기를 산출하면 된다.

두 집단의 자료 차이를 d라 할 때 d의 평균(μ_d)이 0과 같은가를 검정할 때, 즉 두 집단의 차이에 대한 평균이 특정 목푯값 0과 다른가를 검정하고자 할 때 필요한 표본크기를 산출한다. 또한, 짝지어진 두 집단의 평균비교이므로 두 집단의 표본크기는 동일한 경우만 존재하게 된다. 두 집단의 분산을 모르는 경우에 해당하며, 특정 목푯값(비교하고자 하는 값; reference value)을 0이라 할 경우, 연구목적의 가설은 다음과 같다.

귀무가설 $H_0: \ \mu_d = 0$

대립가설 $H_1: \ \mu_d \neq 0$(양측검정)

혹은 $H_1: \ \mu_d < 0$(단측검정)

혹은 $H_1: \ \mu_d > 0$(단측검정)

위에서 수립한 가설을 검정하기 위한 표본크기의 산출식과 검정력을 구하는 식은 다음과 같다.

» 표본크기

$$n = s^2\left(\frac{z_{1-\alpha/2} + z_{1-\beta}}{\mu - \mu_0}\right)^2 + \frac{z_{1-\alpha/2}^2}{2}$$

» 검정력(power)

$$1-\beta = 1 - T_{n-1}\left(t_{1-\frac{\alpha}{2}} \mid t\right) + T_{n-1}\left(-t_{1-\frac{\alpha}{2}} \mid t\right),\ t = \frac{\mu-\mu_0}{s/\sqrt{n}}$$

여기서, $T_{n-1}\left(t_{1-\frac{\alpha}{2}}|t\right)$은 자유도($df$)가 $n-1$, 비중심모수(non-centrality parameter) t를 따르는 비중심(non-centrality) t 분포의 누적분포함수

제3장 단일 집단의 평균비교와 동일하므로 양측검정의 예제만 들어 보기로 한다.

예제 4.9 짝지어진 집단의 평균비교 - 양측검정

혈압약 투약 전후 혈압의 차이가 있는지를 알고 싶을 경우에 필요한 환자 수를 계산해 보기로 하자. 복용전 평균 혈압(μ_B)은 78.24, 복용 후 평균 혈압(μ_A)은 75.02으로 알려졌다. 모집단 분산은 알려져 있지 않고 선행과제에서의 표준편차는 10.261이다.

$$\alpha = 0.05,\quad \text{power} = 0.8,\quad \mu_d = \mu_B - \mu_A = 3.22,\quad \mu_0 = 0,\quad s = 10.261$$

다음 box 안의 프로그램은 이를 해결하기 위한 R 코드이며 μ_d는 muD로, μ_0는 mu0, μ_B는 muB, μ_A는 muA, s는 sd로 나타내었다.

아래의 결과에서 알 수 있듯이 표본크기는 81.62385명으로 계산되었다. 대상이 사람이므로 무조건 올려 계산하면 다음과 같다.

R Code

```
> muD=3.22
  mu0=0
  sd=10.261
  alpha=0.05
  beta=0.20
  n=(sd*(qnorm(1-alpha/2)+qnorm(1-beta))/(muD-mu0))^2+qnorm(1-alpha/2)^2/2
  n
< [1] 81.62385
```

```
> N<-ceiling(n);N   # 무조건 올림
```

```
< [1] 82
```

혈압약의 효과를 평가하는 연구에 필요한 대상 환자 수는 총 82명으로 산출된다. 중도탈락률을 10%라 하면 총 92명이 최종 산출된다.

```
> finalN <- N/(1-0.1)
  ceiling(finalN)
```

```
< [1] 92
```

중도탈락률을 고려하지 않은 표본크기 n=82명으로 검정력을 계산하면 다음과 같다.

```
> # Power calculation
  muD=3.22
  mu0=0
  sd=10.261
  N=82
  t=(muD-mu0)/sd*sqrt(N)
  Power= 1-pt(qt(0.975,N-1),N-1,t)+pt(-qt(0.975,N-1),N-1,t)
  Power
```

```
< [1] 0.8017429
```

혈압약의 효과 평가를 위한 검정력은 80.2%로 통계 분석 결과를 신뢰할만하다고 볼 수 있다.

R Code package “pwr”

R은 표본크기를 산출하기 위해 사용할 수 있는 패키지가 다양하게 내재되어 있다. 모집단의 분산을 모르는 경우, 단일 모집단의 평균비교를 위한 표본크기는 패키지 “pwr”를 사용하여 계산할 수 있다.

아래의 R 코드에서 d는 효과크기로 $d=\frac{|\mu_B-\mu_A|}{s}$를 나타낸다. 결과 tn은 표본크기 n 이외에도 다른 결과들을 포함하고 있기에 표본크기만 알아보면 다음과 같다.

```
> library(pwr)
  muB=78.24
  muA=75.02
  sd=10.261
```

```
tn<-pwr.t.test(d=abs(muB-muA)/sd,power=0.8,sig.level=0.05,
type="paired", alternative="two.sided")
```

```
> N<-tn$n;N
< [1] 81.64449
```

결과를 보면 81.64449명이 산출되며 대상이 사람이므로 무조건 올려 계산하면 다음과 같다.

```
> ceiling(N)  # 무조건 올림
< [1] 82
```

또한, 중도탈락률 10%를 고려하면 총 92명이 최종 산출된다.

```
> finalN <- ceiling(N)/(1-0.1)
  ceiling(finalN)
< [1] 92
```

중도탈락률을 고려하지 않은 표본크기 n=82명으로 검정력을 계산하면 다음과 같다. power 대신 n=82을 대입하여 산출하면 된다.

```
> # Power calculation
  muB=78.24
  muA=75.02
  sd=10.261
  pwr.t.test(d=abs(muB-muA)/sd, n=82, sig.level=0.05, type="paired",
  alternative="two.sided")
< power=0.8017429
```

혈압약의 효과 평가를 위한 검정력은 80.2%로 통계 분석 결과를 신뢰할만하다고 볼 수 있다.

05 교차설계

피험자를 서로 다른 처치군(두 집단 또는 세 집단 이상)으로 배정하여 시험군과 대조군으로 나누는 평행설계와는 달리 한 명의 피험자에게 시험군 및 대조군을 모두 적용하는 방법인 교차설계(crossover design)의 경우의 표본크기를 알아본다.

1. 동일성검정

교차설계의 경우 교차설계의 테스트군과 참조군의 평균이 동일한지 다른지를 검정하고자 할 때 필요한 표본크기를 산출한다. 연구목적의 가설은 다음과 같다.

귀무가설 $H_0 : \epsilon = 0$

대립가설 $H_1 : \epsilon \neq 0$ (여기서, ϵ은 실제 평균의 차이)

위에서 수립한 가설을 검정하기 위한 표본크기의 산출식과 검정력을 구하는 식은 다음과 같이 정의된다.

» 표본크기

$$n = \frac{(z_{1-\alpha/2} + z_{1-\beta})^2 \sigma_m^2}{2\epsilon^2}$$

» 검정력

$$1-\beta = 1 - T_{2n-2}\left(t_{1-\frac{\alpha}{2},\, 2n-2} \middle| t\right) + T_{2n-2}\left(-t_{1-\frac{\alpha}{2},\, 2n-2} \middle| t\right)$$

$$t = \frac{\sqrt{2n} \times \epsilon}{\sigma_m}$$

여기서, $T_{2n-2}\left(t_{1-\frac{\alpha}{2},\, 2n-2} \middle| t\right)$은 자유도($df$)가 $2n-2$,

비중심모수(non-centrality parameter) t를 따르는
비중심(non-centrality) t 분포의 누적분포함수

예제 4.10 동일성검정

시험약과 표준치료 사이의 동일성을 확립하는 것이 목적인 임상 시험에서 표준 2가지 순서의 두 기간(Standard two-sequence, two-period) 교차설계를 고려하였다. 선행연구의 결과, 표준편차가 25%($\sigma_m = 0.25$)인 것으로 추정된다. 실제 평균 차이는 -12% (즉, $\epsilon = \mu_2$(테스트)$- \mu_1$(참조)$=-0.12$)라고 가정할 경우 필요한 환자 수를 계산하여 보기로 하자.

$$\alpha = 0.05, \quad \text{power} = 0.8, \quad \sigma_m = 0.25, \quad \epsilon = -0.12$$

다음 box 안의 프로그램은 이를 해결하기 위한 R 코드이며 ϵ는 eps, σ_m는 sigmam로 나타내었다. 이제 R 프로그램을 활용하여 환자 수를 구해보자.

R Code

```
> eps=-0.12
  sigmam=0.25
  alpha=0.05
  beta=0.20
  n=((qnorm(1-alpha/2)+qnorm(1-beta))^2) *sigmam^2/(2*eps^2)
  n
< [1] 17.03316
```

위의 결과에서 알 수 있듯이 표본크기는 17.03316명으로 계산되었다. 대상이 사람이므로 무조건 올려 계산하면 다음과 같다.

```
> ceiling(n) # 무조건 올림
< [1] 18
```

시험약과 표준치료 사이의 동일성을 확립하는 것이 목적인 임상 연구에 필요한 대상 환자 수는 18명으로 산출된다. 중도탈락률이 10%일 경우 18명이 최종 산출된다.

```
> finalN <- ceiling(n)/(1-0.1)
  ceiling(finalN)
```

```
< [1] 20
```

검정력은 탈락률을 고려하지 않은 표본크기 n=18으로 계산하였다.

```
> # Power calculation
  n=18
  eps=-0.12
  sigmam=0.25
  t=(sqrt(2*n))*eps/sigmam
  Power=1-pt(qt(0.975,2*n-2),2*n-2,t)+pt(-qt(0.975,2*n-2),2*n-2,t)
  Power
```

```
< [1] 0.7989415
```

시험약과 표준치료 사이의 동일성을 확립하는 연구의 검정력은 80.0%로 산출된다.

R Code package "TrialSize"

시험약과 표준치료 사이의 동일성을 확립하는 것이 목적인 임상 시험에 대한 교차 설계의 표본크기는 패키지 "TrialSize"를 사용하여 계산할 수 있다. R code에서 margin은 실제 평균 차이는 -12%(즉, $\epsilon = \mu_2$(테스트)$- \mu_1$(참조)$= -0.12$)를 입력하면 된다.

```
> library(TrialSize)
  alpha=0.05;beta=0.2
  sigmam=0.25
  sigma=sigmam
  margin=-0.12
  N<-TwoSampleCrossOver.Equality(alpha, beta, sigma, margin)
  N
```

```
< [1] 17.03316
```

위의 결과에서 산출된 표본크기는 n=17.03316임을 알 수 있다. 대상이 사람이므로 무조건 올려 계산하면 다음과 같다.

```
> ceiling(N)  # 무조건 올림
```

```
< [1] 18
```

시험약과 표준치료 사이의 동일성을 확립하는 것이 교차설계 연구에 필요한 대상 환자 수는 18명으로 산출되고 중도탈락률이 10%일 경우 20명이 최종 산출된다.

```
> finalN <- ceiling(N)/(1-0.1)
  ceiling(finalN)
< [1] 20
```

패키지를 이용한 검정력은 생략하기로 한다.

2. 비열등성/우월성검정

교차설계에 있어서 실제 평균의 차이가 비열등성/우월성한계보다 비열등한지 혹은 우월한지를 검정한다. 귀무가설이 나타내는 '비열등성' 혹은 '우월성' 여부는 비열등성/우월성한계인 δ가 양수인지 음수인지에 따라 달라진다. 만약 $\delta > 0$인 경우는 우월성검정이 되어 귀무가설의 기각은 테스트의 평균이 참조에 비해 우월하다는 뜻이다. 이와는 달리, $\delta < 0$인 경우는 비열등성검정으로 귀무가설의 기각은 테스트의 평균이 참조에 비해 비열등하다는 것을 의미한다. 연구목적에 따른 가설은 다음과 같다.

귀무가설 $H_0 : \epsilon \le \delta$

대립가설 $H_1 : \epsilon > \delta$ (여기서, ϵ은 실제 평균의 차이)

위에서 수립한 가설을 검정하기 위한 표본 크기의 산출식과 검정력을 구하는 식은 다음과 같이 정의된다.

» 표본크기

$$n = \frac{(z_{1-\alpha} + z_{1-\beta})^2 \sigma_m^2}{2(\epsilon - \delta)^2}$$

» 검정력

$$1-\beta = 1- T_{2n-2}(t_{1-\alpha\ ,2n-2}|\ t)$$

$$t = \frac{\sqrt{2n}\times(\epsilon-\delta)}{\sigma_m}$$

여기서, $T_{2n-2}\left(t_{1-\frac{\alpha}{2},\,2n-2}|t\right)$은 자유도($df$)가 $2n-2$, 비중심모수(non-centrality parameter) t를 따르는 비중심(non-centrality) t 분포의 누적분포함수

예제 4.11 비열등성/우월성검정

시험약과 표준치료 사이의 비열등성을 확립하는 것이 목적인 임상 시험에서 교차설계를 실시하였다. 선행연구의 결과, 표준편차는 25%($\sigma_m = 0.25$)인 것으로 추정된다. 실제 평균 차이는 -12%(즉, $\epsilon = \mu_2$(테스트)$-\ \mu_1$(참조)$=-\ 0.12$)라고 가정하고, 비열등성 혹은 우월성한계가 -20% (즉, $\delta=-\ 0.20$)라고 가정할 경우 필요한 환자 수를 계산하여 보기로 하자.

$$\alpha = 0.05,\quad \text{power} = 0.8,\quad \sigma_m = 0.25,\quad \epsilon =-\ 0.12,\quad \delta =-\ 0.20$$

다음 box 안의 프로그램은 이를 해결하기 위한 R 코드이며 ϵ은 eps, σ_m는 sigmam, δ는 delta로 나타내었다.

R Code

```
> eps=-0.12
  sigmam=0.25
  alpha=0.05
  beta=0.20
  delta=-0.20
  n=((qnorm(1-alpha)+qnorm(1-beta))^2)*sigmam^2/(2*(eps-delta)^2)
  n
< [1] 30.18827
```

위의 결과에서 알 수 있듯이 표본크기는 30.18827명으로 계산되었다. 대상이 사람이

므로 무조건 올려 계산하면 다음과 같다.

```
> ceiling(n)  # 무조건 올림
< [1] 31
```

시험약과 표준치료 사이의 비열등성을 확립하는 것이 목적인 교차설계 연구에 필요한 대상 환자 수는 31명으로 산출된다. 중도탈락률이 10%일 경우 35명이 최종 산출된다.

```
> finalN <- ceiling(n)/(1-0.1)
  ceiling(finalN)
< [1] 35
```

검정력은 탈락률을 고려하지 않은 표본크기 n=31로 계산하였다.

```
> # Power calculation
  n=31
  eps=-0.12
  sigmam=0.25
  delta=-0.20
  t=(sqrt(2*n))*(eps-delta)/sigmam
  Power=1-pt(qt(0.95,2*n-2),2*n-2,t)
  Power
< [1] 0.8012936
```

시험약과 표준치료 사이의 비열등성을 확립하는 것이 목적인 교차설계 연구의 검정력은 80.1%로 산출된다.

R Code package "TrialSize"

시험약과 표준치료 사이의 비열등성을 확립하는 것이 목적인 교차설계 연구에서 표본크기는 패키지 "TrialSize"를 사용하여 계산할 수 있다. margin은 실제 평균 차이는 -12%(즉, $\epsilon = \mu_2$(테스트)$- \mu_1$(참조)$= -0.12$)를 입력하면 된다.

```
> library(TrialSize)
  alpha=0.05;beta=0.2
  sigmam=0.25
```

```
sigma=sigmam
margin=-0.12;delta=-0.2
N<- TwoSampleCrossOver.NIS(alpha, beta, sigma, delta, margin)
N
```

```
[1] 30.18827
```

위의 결과에서 산출된 표본크기는 30.18827임을 알 수 있다. 대상이 사람이므로 무조건 올려 계산하면 다음과 같다.

```
> ceiling(N)  # 무조건 올림
```

```
[1] 31
```

시험약과 표준치료 사이의 비열등성을 확립하는 것이 목적인 교차설계 연구에 필요한 대상 환자 수는 31명으로 산출된다. 중도탈락률이 10%일 경우 35명이 최종 산출된다.

```
> finalN <- ceiling(N)/(1-0.1)
ceiling(finalN)
```

```
[1] 35
```

패키지를 이용한 검정력은 생략하기로 한다.

3. 동등성검정

교차설계에 있어서 테스트군과 참조군의 평균 차이가 동등성한계와 동등하다는 것을 결정하는 검정이다. 연구목적의 가설은 다음과 같다. 여기서 δ는 동등성한계를 나타낸다.

귀무가설 $H_0 : |\epsilon| \geq \delta$

대립가설 $H_1 : |\epsilon| < \delta$ (여기서, ϵ은 실제 평균의 차이)

위에서 수립한 가설을 검정하기 위한 표본크기의 산출식과 검정력을 구하는 식은 다음과 같이 정의된다.

» 표본크기

$$n = \frac{(z_{1-\alpha} + z_{1-\beta/2})^2 \sigma_m^2}{2(\delta - |\epsilon|)^2}$$

» 검정력

$$1-\beta = 1 - 2T_{2n-2}(t_{1-\alpha,2n-2} |\ t)$$

$$t = \frac{\sqrt{2n} \times (\delta - |\epsilon|)}{\sigma_m}$$

여기서, $T_{2n-2}\left(t_{1-\frac{\alpha}{2},2n-2}|t\right)$은 자유도($df$)가 $2n-2$, 비중심모수(non-centrality parameter) t를 따르는 비중심(non-centrality) t 분포의 누적분포함수

예제 4.12 동등성검정

시험약과 표준치료 사이의 동등성을 확립하는 것이 목적인 임상 시험에서 교차설계를 고려하였다. 선행연구의 결과, 표준편차가 25%($\sigma_m = 0.25$)인 것으로 추정된다. 실제 평균 차이는 -12%(즉, $\epsilon = \mu_2$(테스트)$- \mu_1$(참조)$= -0.12$)라고 가정하고, 동등성한계가 25%($\delta = 0.25$)라고 가정할 경우 필요한 환자 수를 계산하여 보기로 하자.

$$\alpha = 0.05, \quad \text{power} = 0.8, \quad \sigma_m = 0.25, \quad \epsilon = -0.12, \quad \delta = 0.25$$

다음 box 안의 프로그램은 이를 해결하기 위한 R 코드이며 ϵ은 eps, σ_m는 sigmam, δ는 delta로 나타내었다.

R Code

```
> eps=-0.12
  sigmam=0.25
  alpha=0.05
```

```
beta=0.20
delta=0.25
n=((qnorm(1-alpha)+qnorm(1-beta/2))^2)*sigmam^2/(2*(delta-abs(eps))^2)
n
```

```
[1] 15.83552
```

위의 결과에서 알 수 있듯이 표본크기는 15.83552명으로 계산되었다. 대상이 사람이므로 무조건 올려 계산하면 다음과 같다.

```
> ceiling(n) # 무조건 올림
```

```
[1] 16
```

시험약과 표준치료 사이의 동등성을 확립하는 것이 목적인 임상 시험에서 교차설계 연구에 필요한 대상 환자 수는 16명으로 산출된다. 중도탈락률이 10%일 경우 18명이 최종 산출된다.

```
> finalN <- ceiling(n)/(1-0.1)
ceiling(finalN)
```

```
[1] 18
```

검정력은 탈락률을 고려하지 않은 표본크기 n=16으로 계산하였다.

```
> # Power calculation
n=16
eps=-0.12
sigmam=0.25
alpha=0.05
beta=0.20
delta=0.25
t=(sqrt(2*n))*(delta-abs(eps))/sigmam
Power=1-pt(qt(0.95,2*n-2),2*n-2,t)
Power
```

```
[1] 0.8905302
```

시험약과 표준치료 사이의 동등성을 확립하는 것이 목적인 임상 시험에서 교차설계 연구의 검정력은 89.1%로 산출된다.

R Code package "TrialSize"

시험약과 표준치료 사이의 동등성을 확립하는 것이 목적인 임상 시험에서 교차설계 연구의 표본크기는 패키지 "TrialSize"를 사용하여 계산할 수 있다.

```
> library(TrialSize)
  alpha=0.05;beta=0.2
  sigmam=0.25
  sigma=sigmam
  margin=-0.12;delta=0.25
  N<- TwoSampleCrossOver.Equivalence(alpha, beta, sigma, delta, margin)
  N
< [1] 15.83552
```

위의 결과에서 알 수 있듯이 표본크기는 15.83552명으로 계산되었다. 대상이 사람이므로 무조건 올려 계산하면 다음과 같다.

```
> ceiling(N)  # 무조건 올림
< [1] 16
```

시험약과 표준치료 사이의 동등성을 확립하는 것이 목적인 임상 시험에서 교차설계 연구의 표본크기는 16명으로 산출된다. 중도탈락률이 10%일 경우 18명이 최종 산출된다.

```
> finalN <- ceiling(N)/(1-0.1)
  ceiling(finalN)
< [1] 18
```

패키지를 이용한 검정력은 생략하기로 한다.

I. 평행설계

1. 동일성검정

예제 4.1.

양측검정: 모집단의 분산을 아는 경우

두 집단의 표본크기를 같게 하는 경우($n_A = n_B$)

```
# 표본크기 계산 sample size calculation
muA=6;muB=14
kappa=1
sdA=12;sdB=12
alpha=0.05
beta=0.20
nB=(sdB^2+sdA^2/kappa)*((qnorm(1-alpha/2)+
qnorm(1-beta))/(muA-muB))^2
nB
ceiling(nB) # 무조건 올림
# 중도탈락률(drop rate) 10%
finalnB <- ceiling(nB)/(1-0.1)
ceiling(finalnB)

# 검정력 계산 Power calculation
nA=36;nB=36
muA=6;muB=14
sdA=12;sdB=12
z=(muA-muB)/(sqrt(sdA^2/nA+sdB^2/nB))
Power=pnorm(z-qnorm(1-alpha/2))+pnorm(-z-
qnorm(1-alpha/2))
Power
```

두 집단의 표본크기를 다르게 하는 경우($n_A \neq n_B$)

```
# 표본크기 계산 sample size calculation
muA=6;muB=14
kappa=2
sdA=12;sdB=12
alpha=0.05
beta=0.20
nB=(sdB^2+sdA^2/kappa)*((qnorm(1-alpha/2)+
qnorm(1-beta))/(muA-muB))^2
nA=kappa*nB
nB;nA
# 무조건 올림
ceiling(nB);ceiling(nA)
# 중도탈락률(drop rate) 10%
finalnB <- ceiling(nB)/(1-0.1)
ceiling(finalnB)
finalnA <- ceiling(nA)/(1-0.1)
ceiling(finalnA)

# 검정력 계산 Power calculation
nA=54;nB=27
muA=6;muB=14
sdA=12;sdB=12
alpha=0.05
z=(muA-muB)/(sqrt(sdA^2/nA+sdB^2/nB))
Power=pnorm(z-qnorm(1-alpha/2))+pnorm(-z-
qnorm(1-alpha/2))
Power
```

예제 4.2.

양측검정: 모집단의 분산을 모르는 경우

2개 모집단의 분산이 같은 경우

두 집단의 표본크기를 같게 하는 경우($n_A = n_B$)

■ 수식 이용

```
# 표본크기 계산 sample size calculation
muA=6;muB=14
kappa=1
sdA=12;sdB=12
alpha=0.05
beta=0.20
nB=(sdB^2+sdA^2/kappa)*((qnorm(1-alpha/2)+
qnorm(1-beta))/(muA-muB))^2 +
(qnorm(1-alpha/2)^2)/(2*(1+kappa))
nB
# 무조건 올림
ceiling(nB)
# 중도탈락률(drop rate) 10%
finalnB <- ceiling(nB)/(1-0.1)
ceiling(finalnB)

# 검정력 계산 Power calculation
nA=37;nB=37
muA=6;muB=14
sdA=12;sdB=12
N=nA+nB
t=(muA-muB)/sqrt(sdA^2/nA+sdB^2/nB)
Power=
1-pt(qt(0.975,N-2),N-2,t)+pt(-qt(0.975,N-2),N-2,t)
Power
```

■ Package "MESS" 이용

```
# 표본크기 계산 sample size calculation
library(MESS)
muA=6;muB=14
sdA=12;sdB=12
kappa=1
sd=sqrt((sdA^2+sdB^2)/2)
tn<-power_t_test(delta=muA-muB, sd=sd,
sig.level=0.05, ratio=kappa, sd.ratio=sdB/sdA,
power=0.8)
n<-tn$n;n
# 무조건 올림
N<-ceiling(n);N
# 중도탈락률(drop rate) 10%
finalN <- ceiling(n)/(1-0.1)
ceiling(finalN)

# 검정력 계산 Power calculation
library(MESS)
muA=6;muB=14
sdA=12;sdB=12
kappa=1
sd=sqrt((sdA^2+sdB^2)/2)
tn<-power_t_test(n=37, delta=muA-muB, sd=sd,
sig.level=0.05, ratio=kappa, sd.ratio=sdB/sdA)
tn
```

두 집단의 표본크기를 다르게 하는 경우($n_A \neq n_B$)

■ 수식 이용

```
# 표본크기 계산 sample size calculation
muA=6;muB=14
kappa=2
sdA=12;sdB=12
alpha=0.05
beta=0.20
nB=(sdB^2+sdA^2/kappa)*((qnorm(1-alpha/2)+
qnorm(1-beta))/(muA-muB))^2+
(qnorm(1-alpha/2)^2)/(2*(1+kappa))
nA=kappa*nB
nB,nA
# 무조건 올림
```

```
ceiling(nB);ceiling(nA)
# 중도탈락률(drop rate) 10%
finalnB <- ceiling(nB)/(1-0.1)
ceiling(finalnB)
finalnA <- ceiling(nA)/(1-0.1)
ceiling(finalnA)
```

검정력 계산 Power calculation

```
nA=56;nB=28
muA=6;muB=14
sdA=12;sdB=12
N=nA+nB
t=(muA-muB)/sqrt(sdA^2/nA+sdB^2/nB)
Power=
1-pt(qt(0.975,N-2),N-2,t)+pt(-qt(0.975,N-2),N-2,t)
Power
```

■ Package "MESS" 이용

표본크기 계산 sample size calculation

```
library(MESS)
muA=6;muB=14
sdA=12;sdB=12
kappa=2
sd=sqrt((sdA^2+sdB^2)/2)
tn<-power_t_test(delta=muA-muB, sd=sd,
sig.level=0.05, ratio=kappa, sd.ratio=sdB/sdA,
power=0.8)
n<-tn$n;n
# 무조건 올림
N<-ceiling(n);N
# 중도탈락률(drop rate) 10%
finalN <- ceiling(n)/(1-0.1)
ceiling(finalN)
```

```
# 검정력 계산 Power calculation
library(MESS)
muA=6;muB=14
sdA=12;sdB=12
kappa=2
sd=sqrt((sdA^2+sdB^2)/2)
tn<-power_t_test(n=28,delta=muA-muB, sd=sd,
sig.level=0.05, ratio=kappa, sd.ratio=sdB/sdA)
tn
```

2개 모집단의 분산이 다른 경우

두 집단의 표본크기를 같게 하는 경우($n_A=n_B$)

■ 수식 이용

표본크기 계산 sample size calculation

```
muA=131.56;muB=126.78
kappa=1
sdA=14.27;sdB=18.11
alpha=0.05
beta=0.20
tau=sdB^2/sdA^2
nB=((tau+kappa)/kappa)*((qnorm(1-alpha/2)+qnorm
(1-beta))/((muA-muB)/sdA))^2+
(tau^2+kappa^3)*(qnorm(1-alpha/2)^2)/
(2*kappa*(tau+kappa)^2)
nB
# 무조건 올림
ceiling(nB)
# 중도탈락률(drop rate) 10%
finalnB <- ceiling(nB)/(1-0.1)
ceiling(finalnB)
```

검정력 계산 Power calculation

```
muA=131.56;muB=126.78
kappa=1
sdA=14.27;sdB=18.11
nA=184
nB=184
N=nA+nB
t=(muA-muB)/sqrt(sdA^2/nA+sdB^2/nB)
Power= 1-pt(qt(0.975,N-2),N-2,t)+pt(-qt(0.975,N-
```

```
2),N-2,t)
Power
```

■ Package "MESS" 이용

```
# 표본크기 계산 sample size calculation
library(MESS)
muA=131.56;muB=126.78
kappa=1
sdA=14.27;sdB=18.11
alpha=0.05
beta=0.20
nT<-power_t_test(delta=muA-muB,sd=sdA,power
=0.8,sd.ratio=sdB/sdA)
n<-tn$n;n
# 무조건 올림
ceiling(nT$n)
# 중도탈락률(drop rate) 10%
finalnN <- ceiling(nT$n)/(1-0.1)
ceiling(finalnN)
```

```
# 검정력 계산 Power calculation
library(MESS)
muA=131.56;muB=126.78
kappa=1
sdA=14.27;sdB=18.11
power_t_test(n=184, delta=muA-muB, sd=sdA,
sig.level=0.05, ratio=kappa, sd.ratio=sdB/sdA)
```

두 집단의 표본크기를 다르게 하는 경우($n_A \neq n_B$)

■ 수식 이용

```
# 표본크기 계산 sample size calculation
muA=131.56
muB=126.78
kappa=2
sdA=14.27
sdB=18.11
tau=sdB^2/sdA^2
alpha=0.05
beta=0.20
nB=((tau+kappa)/kappa)*((qnorm(1-alpha/2)+qnorm
(1-beta))/((muA-muB)/sdA))^2+(tau^2+kappa^3)*
(qnorm(1-alpha/2)^2)/(2*kappa*(tau+kappa)^2)
nA=kappa*nB
nA;nB
# 무조건 올림
ceiling(nA);ceiling(nB)
# 중도탈락률(drop rate) 10%
finalnA <- ceiling(nA)/(1-0.1)
ceiling(finalnA)
finalnB <- ceiling(nB)/(1-0.1)
ceiling(finalnB)
```

```
# 검정력 계산 Power calculation
muA=131.56
muB=126.78
kappa=2
sdA=14.27
sdB=18.11
tau=sdB^2/sdA^2
alpha=0.05
beta=0.20
nB=128;nA=255
p1=sqrt(nB-((tau^2+kappa^3)/(2*kappa*(tau+kappa)
^2)*(qnorm(1-alpha/2))^2))
p2=sqrt((tau+kappa)/kappa)
power=pnorm((p1/p2)*((muA-muB)/sdA)-qnorm
(1-alpha/2))
power
```

■ Package "MESS" 이용

```
# 표본크기 계산 sample size calculation
library(MESS)
muA=131.56;muB=126.78
kappa=2
sdA=14.27;sdB=18.11
```

```
nT<-power_t_test(delta=muA-muB, sd=sdA,
power=0.8, sig.level=0.05, ratio=kappa,
sd.ratio=sdB/sdA)
n<-nT$n;n
# 무조건 올림
ceiling(nT$n)
# 중도탈락률(drop rate) 10%
finalnN <- ceiling(nT$n)/(1-0.1)
ceiling(finalnN)

# 검정력 계산 Power calculation
library(MESS)
muA=131.56;muB=126.78
kappa=2
sdA=14.27;sdB=18.11
power_t_test(n=128, delta=muA-muB,
sig.level=0.05, sd=14.27,
ratio=kappa,sd.ratio=sdB/sdA)
```

예제 4.3.

단측검정: 모집단의 분산을 아는 경우

두 집단의 표본크기를 같게 하는 경우($n_A=n_B$)

```
# 표본크기 계산 sample size calculation
muA=131.56;muB=126.78
kappa=1
sdA=14.27;sdB=18.11
alpha=0.05
beta=0.20
nA=(sdA^2+sdB^2/kappa)*((qnorm(1-alpha)+qnorm
(1-beta))
/(muA-muB))^2
nA
# 무조건 올림
ceiling(nA)
# 중도탈락률(drop rate) 10%
finalnA <- ceiling(nA)/(1-0.1)
ceiling(finalnA)

# 검정력 계산 Power calculation
nA=144;nB=144
kappa=1
muA=131.56;muB=126.78
sdA=14.27;sdB=18.11
z=(muA-muB)/sqrt(sdA^2+sdB^2/kappa)*sqrt(nA)
Power=pnorm(z-qnorm(1-alpha))
Power
```

두 집단의 표본크기를 다르게 하는 경우($n_A \neq n_B$)

```
# 표본크기 계산 sample size calculation
muA=131.56;muB=126.78
kappa=2
sdA=14.27;sdB=18.11
alpha=0.05
beta=0.20
nA=(sdA^2+sdB^2/kappa)*((qnorm(1-alpha)+qnorm
(1-beta))
/(muA-muB))^2
nB=kappa*nA
nA;nB
# 무조건 올림
ceiling(nA)
ceiling(nB)
# 중도탈락률(drop rate) 10%
finalnA <- ceiling(nA)/(1-0.1)
ceiling(finalnA)
finalnB <- ceiling(nB)/(1-0.1)
ceiling(finalnB)

# 검정력 계산 Power calculation
nA=100;nB=199;kappa=2
muA=131.56;muB=126.78
sdA=14.27;sdB=18.11
```

```
z=(muA-muB)/sqrt(sdA^2+sdB^2/kappa)*sqrt(nA)
Power=pnorm(z-qnorm(1-alpha))
Power
```

예제 4.4.

단측검정: 모집단의 분산을 모르는 경우

2개 모집단의 분산이 같은 경우($\sigma^2_A = \sigma^2_B$)

두 집단의 표본크기를 같게 하는 경우($n_A = n_B$)

■ 수식 이용

```
# 표본크기 계산 sample size calculation
muA=131.56;muB=126.78
kappa=1
sdA=14.27;sdB=14.27
alpha=0.05
beta=0.20
nA=(sdA^2+sdB^2/kappa)*((qnorm(1-alpha)+qnorm
(1-beta))
/(muA-muB))^2+
(qnorm(1-alpha))^2/(2*(1+kappa))
nA
# 무조건 올림
ceiling(nA)
# 중도탈락률(drop rate) 10%
finalnA <- ceiling(nA)/(1-0.1)
ceiling(finalnA)

# 검정력 계산 Power calculation
nA=111;nB=111
N=nA+nB
muA=131.56;muB=126.78
sdA=14.27;sdB=14.27
t=(muA-muB)/sqrt(sdA^2/nA+sdB^2/nB)
Power= 1-pt(qt(0.95,N-2),N-2,t)+pt(-qt(0.95,N-2),
N-2,t)
Power
```

■ Package "MESS" 이용

```
# 표본크기 계산 sample size calculation
library(MESS)
muA=131.56;muB=126.78
kappa=1
sdA=14.27;sdB=14.27
nT<-power_t_test(delta=abs(muA-muB), sd=sdA,
power=0.8, sig.level=0.05, ratio=kappa,
sd.ratio=sdB/sdA, alternative='one.sided')
nT
n<-nT$n;n
# 무조건 올림
ceiling(nT$n)
# 중도탈락률(drop rate) 10%
finalnN <- ceiling(nT$n)/(1-0.1)
ceiling(finalnN)

# 검정력 계산 Power calculation
library(MESS)
muA=131.56;muB=126.78
sdA=14.27;sdB=14.27
kappa=1
power_t_test(n=111, delta=abs(muA-muB),
sd=sdA, ratio=kappa, sig.level=0.05,
sd.ratio=sdB/sdA, alternative='one.sided')
```

두 집단의 표본크기를 다르게 하는 경우($n_A \neq n_B$)

■ 수식 이용

```
# 표본크기 계산 sample size calculation
muA=131.56;muB=126.78
sdA=14.27;sdB=14.27
kappa=2
alpha=0.05
beta=0.20
nA=(sdA^2+sdB^2/kappa)*((qnorm(1-alpha)+qnorm
(1-beta))
/(muA-muB))^2+(qnorm(1-alpha))^2/(2*(1+kappa))
```

```
nB=kappa*nA
nA;nB
# 무조건 올림
ceiling(nA)
ceiling(nB)
# 중도탈락률(drop rate) 10%
finalnA <- ceiling(nA)/(1-0.1)
ceiling(finalnA)
finalnB <- ceiling(nB)/(1-0.1)
ceiling(finalnB)

# 검정력 계산 Power calculation
muA=131.56;muB=126.78
sdA=14.27;sdB=14.27
nA=84;nB=167
N=nA+nB
t=(muA-muB)/sqrt(sdA^2/nA+sdB^2/nB)
Power=
1-pt(qt(0.95,N-2),N-2,t)+pt(-qt(0.95,N-2),N-2,t)
Power
```

■ Package "MESS" 이용

```
# 표본크기 계산 sample size calculation
library(MESS)
muA=131.56;muB=126.78
sdA=14.27;sdB=14.27
kappa=2
nT<-power_t_test(delta=abs(muA-muB),sd=sdA,
power=0.8, sig.level=0.05, ratio=kappa,
sd.ratio=sdB/sdA, alternative='one.sided')
nT
n<-nT$n;n
# 무조건 올림
ceiling(nT$n)
# 중도탈락률(drop rate) 10%
finalnN <- ceiling(nT$n)/(1-0.1)
ceiling(finalnN)

# 검정력 계산 Power calculation
library(MESS)
muA=131.56;muB=126.78
kappa=2
power_t_test(n=84, delta=abs(muA-muB),
sd=14.27, ratio=kappa, sig.level=0.05,
sd.ratio=sdB/sdA, alternative='one.sided')
```

2개 모집단의 분산이 다른 경우($\sigma^2_A \neq \sigma^2_B$)

두 집단의 표본크기를 같게 하는 경우($n_A = n_B$)

■ 수식 이용

```
# 표본크기 계산 sample size calculation
muA=131.56;muB=126.78
kappa=1
sdA=14.27;sdB=18.11
tau=sdB^2/sdA^2
alpha=0.05
beta=0.20
nA=((tau+kappa)/kappa)*((qnorm(1-alpha)+qnorm
(1-beta))/((muA-muB)/sdA))^2+(tau^2+kappa^3)*
(qnorm(1-alpha)^2)/(2*kappa*(tau+kappa)^2)
nA
# 무조건 올림
ceiling(nA)
# 중도탈락률(drop rate) 10%
finalnA <- ceiling(nA)/(1-0.1)
ceiling(finalnA)

# 검정력 계산 Power calculation
nA=145;nB=145
N=nA+nB
t=(muA-muB)/sqrt(sdA^2/nA+sdB^2/nB)
Power=1-pt(qt(0.95,N-2),N-2,t)+pt(-qt(0.95,N-2),
N-2,t)
Power
```

■ Package "MESS" 이용

```
# 표본크기 계산 sample size calculation
library(MESS)
muA=131.56;muB=126.78
kappa=1
sdA=14.27;sdB=18.11
nT<-power_t_test(delta=abs(muA-muB), sd=sdA,
power=0.8, sig.level=0.05,
sd.ratio=sdB/sdA,alternative='one.sided')
nT
n<-nT$n;n
# 무조건 올림
ceiling(nT$n)
# 중도탈락률(drop rate) 10%
finalnN <- ceiling(nT$n)/(1-0.1)
ceiling(finalnN)

# 검정력 계산 Power calculation
library(MESS)
muA=131.56;muB=126.78
kappa=1
sdA=14.27;sdB=18.11
power_t_test(n=145, delta=abs(muA-muB),
sd=sdA, sig.level=0.05,
ratio=kappa,sd.ratio=sdB/sdA,alternative="one.
sided")
```

두 집단의 표본크기를 다르게 하는 경우($n_A \neq n_B$)

■ 수식 이용

```
# 표본크기 계산 sample size calculation
muA=131.56;muB=126.78
kappa=2
sdA=14.27;sdB=18.11
tau=sdB^2/sdA^2
alpha=0.05;beta=0.20
nA=((tau+kappa)/kappa)*((qnorm(1-alpha)+qnorm
(1-beta))/((muA-muB)/sdA))^2+(tau^2+kappa^3)*
(qnorm(1-alpha)^2)/(2*kappa*(tau+kappa)^2)
nB=kappa*nA
nA;nB
# 무조건 올림
ceiling(nA);ceiling(nB)
# 중도탈락률(drop rate) 10%
finalnA <- ceiling(nA)/(1-0.1)
ceiling(finalnA)

# 검정력 계산 Power calculation
muA=131.56;muB=126.78
kappa=2
sdA=14.27;sdB=18.11
tau=sdB^2/sdA^2
alpha=0.05;beta=0.20
nB=224;nA=113
p1=sqrt(nA-((tau^2+kappa^3)/(2*kappa*(tau+kappa)
^2)*(qnorm(1-alpha))^2))
p2=sqrt((tau+kappa)/kappa)
power=pnorm((p1/p2)*((muA-muB)/sdA)-qnorm
(1-alpha))
power
```

■ Package "MESS" 이용

```
# 표본크기 계산 sample size calculation
library(MESS)
muA=131.56;muB=126.78
kappa=2
sdA=14.27;sdB=18.11
nT<-power_t_test(delta=abs(muA-muB), sd=sdA,
power=0.8, sig.level=0.05, ratio=kappa,
sd.ratio=sdB/sdA,alternative='one.sided')
nT
n<-nT$n;n
# 무조건 올림
ceiling(nT$n)
# 중도탈락률(drop rate) 10%
finalnN <- ceiling(nT$n)/(1-0.1)
```

```
ceiling(finalnN)
```

```
# 검정력 계산 Power calculation
library(MESS)
muA=131.56;muB=126.78
kappa=2
sdA=14.27;sdB=18.11
power_t_test(n=113, delta=abs(muA-muB),
sd=sdA, sig.level=0.05, ratio=kappa,
sd.ratio=sdB/sdA, alternative='one.sided')
```

2. 비열등성/우월성검정

예제 4.5.

비열등성검정: 모집단의 분산을 아는 경우

두 집단의 표본크기를 같게 하는 경우($n_A = n_B$)

- 수식 이용

표본크기 계산 sample size calculation

```
muA=6;muB=6
delta=-0.06;kappa=1
sd=0.12
alpha=0.05;beta=0.20
nB=(1+1/kappa)*(sd*(qnorm(1-alpha)+qnorm(1-
beta))/(muA-muB-delta))^2
nB
# 무조건 올림
N<-ceiling(nB);N
# 중도탈락률(drop rate) 10%
finalN <- N/(1-0.1)
ceiling(finalN)
```

```
# 검정력 계산 Power calculation
muA=6;muB=6
delta=-0.06;kappa=1
nB=50;sd=0.12
alpha=0.05
z=(muA-muB-delta)/(sd*sqrt((1+1/kappa)/nB))
Power=pnorm(z-qnorm(1-alpha))+pnorm(-z-qnorm
(1-alpha))
Power
```

- Package "epiR" 이용

```
# 표본크기 계산 sample size calculation
library(epiR)
tn<-epi.ssninfc(treat=6, control=6, sd=0.12,
delta=-0.06, n=NA, r=1,
power=0.80, alpha=0.05)
tn
# 중도탈락률(drop rate) 10%
finalN <- ceiling(nB)/(1-0.1)
ceiling(finalN)
```

```
# 검정력 계산 Power calculation
library(epiR)
epi.ssninfc(treat=6, control=6, sd=0.12,
delta=-0.06, n=100, r=1, power=NA, alpha=0.05)
```

두 집단의 표본크기를 다르게 하는 경우($n_A \neq n_B$)

- 수식 이용

```
# 표본크기 계산 sample size calculation
muA=6;muB=6
delta=-0.06
kappa=2
sd=0.12
alpha=0.05;beta=0.20
nB=(1+1/kappa)*(sd*(qnorm(1-alpha)+qnorm(1-
beta))/(muA-muB-delta))^2
nA=kappa*nB
nA;nB
# 무조건 올림
nA<-ceiling(nA)
```

```
nB<-ceiling(nB)      # 무조건 올림
nA;nB
# 중도탈락률(drop rate) 10%
finalNB <- ceiling(ceiling(nB)/(1-0.1))
finalNA <- ceiling(ceiling(nA)/(1-0.1))
finalNA;finalNB

# 검정력 계산 Power calculation
muA=6;muB=6
delta=-0.06;kappa=2
nB=38
sd=0.12
alpha=0.05
z=(muA-muB-delta)/(sd*sqrt((1+1/kappa)/nB))
Power=pnorm(z-qnorm(1-alpha))+pnorm(-z-qnorm
(1-alpha))
Power
```

■ Package "epiR" 이용

```
# 표본크기 계산 sample size calculation
library(epiR)
tn<-epi.ssninfc(treat=6, control=6, sd=0.12,
delta=-0.06, n=NA, r=2, power=0.80,
alpha=0.05)
tn
# 중도탈락률(drop rate) 10%
finalNt <- ceiling(tn$n.treat/(1-0.1))
finalNc <- ceiling(tn$n.control/(1-0.1))
finalNt;finalNc

# 검정력 계산 Power calculation
library(epiR)
epi.ssninfc(treat=6, control=6, sd=0.12,
delta=-0.06, n=113, r=2, power=NA, alpha=0.05)
```

예제 4.6.

비열등성검정: 모집단의 분산을 모르는 경우

두 집단의 표본크기를 같게 하는 경우($n_A = n_B$)

```
# 표본크기 계산 sample size calculation
muA=6;muB=6
delta=6
kappa=1
sd=12
alpha=0.05
beta=0.20
nB=(1+1/kappa)*(sd*(qnorm(1-alpha)+qnorm(1-
beta))/(muA-muB-delta))^2+(qnorm(1-alpha)^2/2)
nB
# 무조건 올림
N<-ceiling(nB);N
# 중도탈락률(drop rate) 10%
finalN <- ceiling(nB)/(1-0.1)
ceiling(finalN)

# 검정력 계산 Power calculation
muA=6
muB=6
delta=6
kappa=1
sd=12
nA=51;nB=51
N=nA+nB
t=(muA-muB-delta)/(sd*sqrt(1/nA+1/nB))
Power=1-pt(qt(0.95,N-2),N-2,t)
+pt(-qt(0.95,N-2),N-2,t)
Power
```

두 집단의 표본크기를 다르게 하는 경우($n_A \neq n_B$)

```
# 표본크기 계산 sample size calculation
muA=6;muB=6
delta=6
kappa=2
sd=12
alpha=0.05;beta=0.20
```

```
nB=(1+1/kappa)*(sd*(qnorm(1-alpha)+qnorm(1-
beta))/(muA-muB-delta))^2+(qnorm(1-alpha)^2/2)
nA=kappa*nB
nA;nB
# 무조건 올림
N_A<-ceiling(nA);N_B<-ceiling(nB)
N_A;N_B
# 중도탈락률(drop rate) 10%
finalNA <- ceiling(nA)/(1-0.1)
finalNB <- ceiling(nB)/(1-0.1)
ceiling(finalNA);ceiling(finalNB)

# 검정력 계산 Power calculation
muA=6
muB=6
delta=6
kappa=2
sd=12
nA=77;nB=39
N=nA+nB
t=(muA-muB-delta)/(sd*sqrt(1/nA+1/nB))
Power=1-pt(qt(0.95,N-2),N-2,t)
+pt(-qt(0.95,N-2),N-2,t)
Power
```

3. 동등성검정

> 예제 4.7.
> **동등성검정: 모집단의 분산을 아는 경우**

두 집단의 표본크기를 같게 하는 경우($n_A = n_B$)

- 수식 이용

```
# 표본크기 계산 sample size calculation
muA=0.05;muB=0.03
delta=0.06
kappa=1
sd=0.12
alpha=0.05;beta=0.20
nB=(1+1/kappa)*(sd*(qnorm(1-alpha)+qnorm(1-
beta/2))/(abs(muA-muB)-delta))^2
nB
# 무조건 올림
N<-ceiling(nB);N
# 중도탈락률(drop rate) 10%
finalN <- ceiling(nB)/(1-0.1)
ceiling(finalN)

# 검정력 계산 Power calculation
muA=0.05;muB=0.03
delta=0.06;kappa=1
nB=155;sd=0.12
alpha=0.05
z=(abs(muA-muB)-delta)/(sd*sqrt((1+1/kappa)/nB))
Power=2*(pnorm(z-qnorm(1-alpha))+pnorm(-z-q
norm(1-alpha)))-1
Power
```

- Package "TOSTER" 이용

```
# 동등성한계(equivalence bounds) 계산
library(TOSTER)
sd=0.12
N=155
# equivalence bounds calculation
eb<-powerTOSTtwo.raw(alpha=0.05, N,
statistical_power=.8, sdpooled=sd)
eb

# 표본크기 계산 sample size calculation
n<-powerTOSTtwo.raw(alpha=0.05,
statistical_power=0.8, sdpooled=0.12,
low_eqbound=eb[1], high_eqbound=eb[2])
n
# 무조건 올림
N<-ceiling(n);N
```

```
# 중도탈락률(drop rate) 10%
finalN <- N/(1-0.1)
ceiling(finalN)

# 검정력 계산 Power calculation
library(TOSTER)
sd=0.12
N=155   #선행논문 표본크기
# equivalence bounds calculation
eb<-powerTOSTtwo.raw(alpha=0.05, N,
statistical_power=.8, sdpooled=sd)
eb
Power=powerTOSTtwo.raw(alpha=0.05, N=155,
sdpooled=0.12, low_eqbound=eb[1],
high_eqbound=eb[2])
Power
```

두 집단의 표본크기를 다르게 하는 경우($n_A \neq n_B$)

■ 수식 이용

```
# 표본크기 계산 sample size calculation
muA=0.05;muB=0.03
delta=0.06
kappa=2;sd=0.12
alpha=0.05
beta=0.20
nB=(1+1/kappa)*(sd*(qnorm(1-alpha)+qnorm(1-
beta/2))/(abs(muA-muB)-delta))^2
nA=kappa*nB
nA;nB
# 무조건 올림
N_A<-ceiling(nA)
N_B<-ceiling(nB)
N_A;N_B
# 중도탈락률(drop rate) 10%
finalNA <- ceiling(nA)/(1-0.1)
finalNB <- ceiling(nB)/(1-0.1)
ceiling(finalNA);ceiling(finalNB)

# 검정력 계산 Power calculation
muA=0.05;muB=0.03
delta=0.06;kappa=2
nB=116
sd=0.12
alpha=0.05
z=(abs(muA-muB)-delta)/(sd*sqrt((1+1/kappa)/nB))
Power=2*(pnorm(z-qnorm(1-alpha))+pnorm(-z-q
norm(1-alpha)))-1
Power
```

예제 4.8.

동등성검정: 모집단의 분산을 모르는 경우

두 집단의 표본크기를 같게 하는 경우($n_A = n_B$)

■ 수식 이용

```
# 표본크기 계산 sample size calculation
muA=0.05;muB=0.03
delta=0.06
kappa=1
sd=0.12
alpha=0.05;beta=0.20
nB=(1+1/kappa)*(sd*(qnorm(1-alpha)+qnorm(1-
beta/2))/(abs(muA-muB)-delta))^2+qnorm(1-alph
a)^2/2
nB
# 무조건 올림
ceiling(nB)
# 중도탈락률(drop rate) 10%
finalNB <- ceiling(nB)/(1-0.1)
ceiling(finalNB)

# 검정력 계산 Power calculation
muA=0.05;muB=0.03
delta=0.06
kappa=1
```

```
sd=0.12
nA=156;nB=156
N=nA+nB
t=(delta-abs(muA-muB))/(sd*sqrt(1/nA+1/nB))
Power=1-2*pt(qt(0.95,N-2),N-2,t)
Power
```

■ Package "TOSTER" 이용

```
# 동등성한계 계산
library(TOSTER)
sd=0.12
N=156
# equivalence bounds calculation
eb<-powerTOSTtwo(alpha=0.05, N,
statistical_power=.8)
eb

# 표본크기 계산 sample size calculation
n<-powerTOSTtwo(alpha=0.05,
statistical_power=0.8, low_eqbound_d=eb[1],
high_eqbound_d=eb[2])
n
# 무조건 올림
N<-ceiling(n);N
# 중도탈락률(drop rate) 10%
finalNB <- ceiling(n)/(1-0.1)
ceiling(finalNB)

# 검정력 계산 Power calculation
library(TOSTER)
# equivalence bounds calculation
sd=0.12
N=156
eb<-powerTOSTtwo(alpha=0.05, N,
statistical_power=.8)
# Power calculation
Power<-powerTOSTtwo(alpha=0.05, N=156,
low_eqbound_d=eb[1], high_eqbound_d=eb[2])
Power
```

두 집단의 표본크기를 다르게 하는 경우($n_A \neq n_B$)

```
# 표본크기 계산 sample size calculation
muA=0.05;muB=0.03
delta=0.06
kappa=2
sd=0.12
alpha=0.05
beta=0.20
nB=(1+1/kappa)*(sd*(qnorm(1-alpha)+qnorm(1-
beta/2))/(abs(muA-muB)-delta))^2+qnorm(1-alpha)^
2/2
nA=kappa*nB
nA;nB
# 무조건 올림
N_A<-ceiling(nA);N_B<-ceiling(nB)
N_A;N_B
# 중도탈락률(drop rate) 10%
finalNA <- ceiling(nA)/(1-0.1)
finalNB <- ceiling(nB)/(1-0.1)
ceiling(finalNA);ceiling(finalNB)

# 검정력 계산 Power calculation
muA=0.05;muB=0.03
delta=0.06;kappa=2
sd=0.12
alpha=0.05
nA=234;nB=117
N=nA+nB
t=(delta-abs(muB-muA))/(sd*sqrt(1/nA+1/nB))
Power= 1-2*pt(qt(0.95,N-2),N-2,t)
Power
```

4. 평행설계 – 짝지어진 두 집단의 평균비교

예제 4.9.

짝지어진 집단의 평균비교 – 양측검정

■ 수식 이용

```
# 표본크기 계산 sample size calculation
muD=3.22
mu0=0
sd=10.261
alpha=0.05
beta=0.20
n=(sd*(qnorm(1-alpha/2)+qnorm(1-beta))/(muD-mu0))^2+qnorm(1-alpha/2)^2/2
n
# 무조건 올림
N<-ceiling(n);N
# 중도탈락률(drop rate) 10%
finalN <- N/(1-0.1)
ceiling(finalN)

# 검정력 계산 Power calculation
muD=3.22
mu0=0
sd=10.261
N=82
t=(muD-mu0)/sd*sqrt(N)
Power=
1-pt(qt(0.975,N-1),N-1,t)+pt(-qt(0.975,N-1),N-1,t)
Power
```

■ package "pwr" 이용

```
# 표본크기 계산 sample size calculation
library(pwr)
muB=78.24
muA=75.02
sd=10.261
tn<-pwr.t.test(d=abs(muB-muA)/sd,power=0.8,sig.level=0.05,
type="paired", alternative="two.sided")
N<-tn$n;N
# 무조건 올림
ceiling(N)
# 중도탈락률(drop rate) 10%
finalN <- ceiling(N)/(1-0.1)
ceiling(finalN)

# 검정력 계산 Power calculation.
muB=78.24
muA=75.02
sd=10.261
pwr.t.test(d=abs(muB-muA)/sd, n=82,
sig.level=0.05, type="paired",
alternative="two.sided")
```

II. 교차설계

> 예제 4.10.
> **동일성검정**

■ 수식 이용

```
# 표본크기 계산 sample size calculation
eps=-0.12
sigmam=0.25
alpha=0.05
beta=0.20
n=((qnorm(1-alpha/2)+qnorm(1-beta))^2)
*sigmam^2/(2*eps^2)
n
# 무조건 올림
ceiling(n)
# 중도탈락률(drop rate) 10%
finalN <- ceiling(n)/(1-0.1)
ceiling(finalN)
```

```
# 검정력 계산 Power calculation
n=18
eps=-0.12
sigmam=0.25
t=(sqrt(2*n))*eps/sigmam
Power=1-pt(qt(0.975,2*n-2),2*n-2,t)+pt(-qt(0.975,
2*n-2),2*n-2,t)
Power
```

■ Package "TrialSize" 이용

```
# 표본크기 계산 sample size calculation
library(TrialSize)
alpha=0.05;beta=0.2
sigmam=0.25
sigma=sigmam
margin=-0.12
N<-TwoSampleCrossOver.Equality(alpha, beta,
sigma, margin)
N
# 무조건 올림
ceiling(N)
# 중도탈락률(drop rate) 10%
finalN <- ceiling(n)/(1-0.1)
ceiling(finalN)
```

> 예제 4.11.
> **비열등성/우월성검정**

■ 수식 이용

```
# 표본크기 계산 sample size calculation
eps=-0.12
sigmam=0.25
alpha=0.05
beta=0.20
delta=-0.20
n=((qnorm(1-alpha)+qnorm(1-beta))^2)*sigmam^
2/(2*(eps-delta)^2)
n
# 무조건 올림
ceiling(n)
# 중도탈락률(drop rate) 10%
finalN <- ceiling(n)/(1-0.1)
ceiling(finalN)
```

```
# 검정력 계산 Power calculation
n=31
eps=-0.12
sigmam=0.25
delta=-0.20
t=(sqrt(2*n))*(eps-delta)/sigmam
Power=1-pt(qt(0.95,2*n-2),2*n-2,t)
Power
```

■ Package “TrialSize” 이용

```
# 표본크기 계산 sample size calculation
library(TrialSize)
alpha=0.05;beta=0.2
sigmam=0.25
sigma=sigmam
margin=-0.12;delta=-0.2
N<-TwoSampleCrossOver.NIS(alpha, beta, sigma,
delta, margin)
N
# 무조건 올림
ceiling(N)
# 중도탈락률(drop rate) 10%
finalN <- ceiling(N)/(1-0.1)
ceiling(finalN)
```

예제 4.12.

동등성검정

■ 수식 이용

```
# 표본크기 계산 sample size calculation
eps=-0.12
sigmam=0.25
alpha=0.05
beta=0.20
delta=0.25
n=((qnorm(1-alpha)+qnorm(1-beta/2))^2)*sigmam
^2/(2*(delta-abs(eps))^2)
n
# 무조건 올림
ceiling(n)
# 중도탈락률(drop rate) 10%
finalN <- ceiling(n)/(1-0.1)
ceiling(finalN)

# 검정력 계산 Power calculation
n=16
eps=-0.12
sigmam=0.25
alpha=0.05
beta=0.20
delta=0.25
t=(sqrt(2*n))*(delta-abs(eps))/sigmam
Power=1-pt(qt(0.95,2*n-2),2*n-2,t)
Power
```

■ Package “TrialSize” 이용

```
# 표본크기 계산 sample size calculation
library(TrialSize)
alpha=0.05;beta=0.2
sigmam=0.25
sigma=sigmam
margin=-0.12;delta=0.25
N<-TwoSampleCrossOver.Equivalence(alpha,
beta, sigma, delta, margin)
N
# 무조건 올림
ceiling(N)
# 중도탈락률(drop rate) 10%
finalN <- ceiling(N)/(1-0.1)
ceiling(finalN)
```

5장

여러 집단의 평균비교

01 기호 설명

표본크기를 산출하기 위한 식에서 사용되는 기호와 그 기호가 의미하는 내용을 [표 5.1]에 정리하였다.

표 5.1 표본크기 산출을 위한 기호 및 의미

기호(symbols)	의미(meaning)	사용 예
n_k	k번째 모집단의 표본크기 (sample size)	
μ_k	k번째 모집단의 평균	
α	유의수준(제1종 오류)	0.05, 0.1, 0.025
β	제2종 오류	0.2, 0.1
$1-\beta$	검정력(power)	0.8, 09
σ	모집단의 표준편차 (이미 알고 있는 모집단의 표준편차)	
s_k	k번째 그룹에서의 표본표준편차	
s_p^2	합동분산의 추정치 $s_p^2 = \dfrac{(n_1-1)s_1^2+(n_2-1)s_2^2+\cdots+(n_k-1)s_k^2}{(n_1+n_2+\cdots+n_k)-k}$	

02 여러 집단의 평균비교

3개 이상 집단의 평균이 모두 동일한지 아니면 적어도 어느 한 집단의 평균이 다른지를 검정(분산분석; Analysis of Variance; ANOVA)하고자 할 때 필요한 표본크기를 산출한다. I개의 집단을 A, B, ⋯, i, ⋯ I라 하고, I개 집단으로부터 표본을 수집했다고 가정할 때, 집단 A의 평균(μ_A), 집단 B(μ_B)의 평균, …, 집단 I의 평균(μ_I)과 차이가 있는지 검정하고자 할 때 계산되는 표본크기의 산출과정이다. 연구목적의 가설은 다음과 같다.

$$\text{귀무가설 } H_0 : \ \mu_A = \mu_B = \ldots = \mu_I$$

$$\text{대립가설 } H_1 : \text{ not } H_0$$

위에서 수립한 가설을 검정하기 위한 표본크기는 다음 2가지 방법을 통하여 산출할 수 있다. 표본크기의 산출식과 검정력에 관한 식은 생략한다.

» 표본크기 및 검정력

- 집단내(within group) 평균제곱오차(Mean Square Error; MSE)를 이용하는 방법
- Cohen의 효과크기를 이용하는 방법: package "pwr"

예제 5.1 여러 집단의 평균비교 - 분산분석

3가지 다이어트 방법에 따라 혈중 콜레스테롤을 측정하여 3가지 방법의 평균 혈중 콜레스테롤에 차이가 있는지 연구한 선행논문의 기술통계량이 다음 표와 같다고 할 때, 유사 연구를 위한 방법(집단)별 표본의 크기를 계산하여 보기로 하자.

$$\alpha = 0.05, \quad \text{power} = 0.8$$

group	표본크기(n)	평균(mean)	표준편차(SD)
1	15	171.4	28.467
2	15	221.5	32.015
3	15	249.4	36.119

분산분석을 위한 표본크기를 산출하기 위해서 먼저 주어진 정보로 집단내 평균제곱오차를 구하여야 하며 다음과 같이 계산된다.

$$s_p^2 = \frac{(n_1-1)s_1^2 + (n_2-1)s_2^2 + \ldots + (n_k-1)s_k^2}{(n_1+n_2+\ldots+n_k)-k}$$

여기서 s_k는 k번째 그룹에서의 표본표준편차,
k는 그룹의 수,
n_k는 k번째 그룹에서의 표본크기

$$s_p^2 = \frac{(n_1-1)s_1^2 + (n_2-1)s_2^2 + \ldots + (n_k-1)s_k^2}{(n_1+n_2+\ldots+n_k)-k}$$

$$= \frac{(15-1)(28.467)^2 + (15-1)(32.015)^2 + (15-1)(36.119)^2}{(15+15+15)-3}$$

$$= \frac{43958.775}{42} = 1046.637$$

$$s_p = \sqrt{1046.637} = 32.351$$

집단내 평균제곱오차를 이용

다음 box 안의 프로그램은 이를 해결하기 위한 R 코드이며 within.var은 집단내 평균제곱오차를 나타낸다. 독자들이 필요한 환자 수를 구하기 위해서는 음영 처리된 부분의 숫자만 바꿔 주면 된다. 이 경우 특별한 package는 필요로 하지 않는다.

R Code

```
> groupmeans<-c(171.4,221.5,249.4)
  groupsd<-c(28.467,32.015,36.119)
  groupn<-c(15,15,15)
  dd<-data.frame(groupmeans,groupsd,groupn)
  dd$df<-dd$groupn-1
  pooledSD <- sqrt(sum(dd$groupsd^2*dd$df) / sum(dd$df))
  pooledSD
  ss<-power.anova.test(groups=length(groupmeans), between.var=var(groupmeans), within.var
  =pooledSD^2, power=.80)
  ss$n
< [1] 4.396981
```

표본크기 이외에 다른 정보도 제공하기 때문에 주관심대상인 표본크기만을 보기

위해 ss$n를 사용하였다. 그 결과 각 집단의 표본크기는 4.396981명으로 계산되었다. 대상이 사람이므로 무조건 올려 계산하면 다음과 같다.

```
> ceiling(ss$n) # 무조건 올림
< [1] 5
```

혈중 콜레스테롤의 평균검정을 위한 연구에서 대상 환자 수는 각 집단이 5명, 총 15명이 산출된다. 중도탈락률이 10%일 경우 집단별로 6명, 총 18명이 최종 산출된다.

```
> finalnB <- ceiling(ss$n)/(1-0.1)
  ceiling(finalnB)
< [1] 6
```

중도탈락률을 고려하지 않은 표본크기는 5명으로 검정력을 산출하면 다음과 같다.

```
> # Power calculation
  groupmeans<-c(171.4,221.5,249.4)
  groupsd<-c(28.467,32.015,36.119)
  groupn<-c(15,15,15)
  dd<-data.frame(groupmeans,groupsd,groupn)
  dd$df<-dd$groupn-1
  pooledSD <- sqrt( sum(dd$groupsd^2 * dd$df) / sum(dd$df) )
  pooledSD
  ss<-power.anova.test(groups=length(groupmeans),between.var=var(groupmeans), within.var
  =pooledSD^2, n=5)
  ss$power
< [1] 0.8678554
```

평균 혈중 콜레스테롤의 평균검정을 위한 연구의 검정력은 86.8%로 통계 분석 결과를 신뢰할만하다고 볼 수 있다.

package "pwr" 이용

여러 집단의 평균 검정에 대한 표본크기는 패키지 "pwr"을 이용하여 산출할 수 있다. 다음 box 안의 프로그램은 이를 해결하기 위한 R 코드이며 sd는 집단내 평균제곱오차의 제곱근을 나타낸다. 독자들이 필요한 환자 수를 구하기 위해서는 음영 처리된 부분의 숫자만 바꿔 주면 된다.

표본크기 이외에 다른 정보도 제공하기에 주관심대상인 표본크기만을 보기 위해 ss$n를 사용하였다. 그 결과 각 집단의 표본크기는 4.396997명으로 계산되었다. 대상이 사람이므로 무조건 올려 계산하면 다음과 같다.

R Code

```
> library(pwr)
  groups=3
  groupmeans<-c(171.4,221.5,249.4)
  groupsd<-c(28.467,32.015,36.119)
  groupn<-c(15,15,15)
  dd<-data.frame(groupmeans,groupsd,groupn)
  dd$df<-dd$groupn-1
  pooledSD <- sqrt( sum(dd$groupsd^2 * dd$df) / sum(dd$df) )
  sd<-pooledSD
  grand.mean=mean(groupmeans)
  Cohen.f=sqrt(sum((1/groups)*(groupmeans-grand.mean)^2))/sd
  ss<-pwr.anova.test(k=groups,n=NULL,f=Cohen.f,sig.level=0.05,power=0.8)
  ss$n
< [1] 4.396997
```

```
> ceiling(ss$n) # 무조건 올림
< [1] 5
```

혈중 콜레스테롤의 평균검정을 위한 연구하는 대상 환자 수는 각 집단별 5명, 총 15명으로 산출된다. 연구목적이나 계획에 따라 중도탈락률 10%일 경우 집단별로 6명, 총 18명이 최종적으로 산출된다.

```
> finalnB <- ceiling(ss$n)/(1-0.1)
  ceiling(finalnB)
< [1] 6
```

중도탈락률을 고려하지 않은 표본크기는 5명으로 검정력을 계산하면 다음과 같으며 평균 혈중 콜레스테롤의 평균검정을 위한 연구의 검정력은 86.8%로 통계 분석 결과를 신뢰할만하다고 볼 수 있다.

```
> # Power calculation
  library(pwr)
  groups=3
  groupmeans<-c(171.4,221.5,249.4)
  groupsd<-c(28.467,32.015,36.119)
  groupn<-c(15,15,15)
  dd<-data.frame(groupmeans,groupsd,groupn)
  dd$df<-dd$groupn-1
  pooledSD <- sqrt(sum(dd$groupsd^2*dd$df) / sum(dd$df))
  sd<-pooledSD
  grand.mean=mean(groupmeans)
  Cohen.f=sqrt(sum((1/groups)*(groupmeans-grand.mean)^2))/sd
  ss<-pwr.anova.test(k=groups,n=5,f=Cohen.f,sig.level=0.05,power=NULL)
  ss$power
```

```
< [1] 0.8678554
```

R code

예제 5.1.

여러 집단의 평균비교

■ 집단내 평균제곱오차를 이용

```
# 표본크기 계산 sample size calculation
groupmeans<-c(171.4,221.5,249.4)
groupsd<-c(28.467,32.015,36.119)
groupn<-c(15,15,15)
dd<-data.frame(groupmeans,groupsd,groupn)
dd$df<-dd$groupn-1
pooledSD <- sqrt(sum(dd$groupsd^2 * dd$df) /
sum(dd$df))
pooledSD
ss<-power.anova.test(groups=length(groupmeans),
between.var=var(groupmeans),
within.var=pooledSD^2, power=.80)
ss$n
# 무조건 올림
ceiling(ss$n)
# 중도탈락률(drop rate) 10%
finalnB <- ceiling(ss$n)/(1-0.1)
ceiling(finalnB)
```

```
# 검정력 계산 Power calculation
groupmeans<-c(171.4,221.5,249.4)
groupsd<-c(28.467,32.015,36.119)
groupn<-c(15,15,15)
dd<-data.frame(groupmeans,groupsd,groupn)
dd$df<-dd$groupn-1
pooledSD <- sqrt(sum(dd$groupsd^2 * dd$df) /
sum(dd$df))
pooledSD
ss<-power.anova.test(groups=length(groupmeans),
between.var=var(groupmeans), within.var=pooled
SD^2, n=5)
ss$power
```

■ package “pwr” 이용

```
# 표본크기 계산 sample size calculation
library(pwr)
groups=3
groupmeans<-c(171.4,221.5,249.4)
groupsd<-c(28.467,32.015,36.119)
groupn<-c(15,15,15)
dd<-data.frame(groupmeans,groupsd,groupn)
dd$df<-dd$groupn-1
pooledSD <- sqrt(sum(dd$groupsd^2 * dd$df) /
sum(dd$df))
sd<-pooledSD
grand.mean=mean(groupmeans)
Cohen.f=sqrt(sum((1/groups)*(groupmeans-grand.
mean)^2))/sd
ss<-pwr.anova.test(k=groups,n=NULL,f=Cohen.f,sig.
level=0.05,power=0.8)
ss$n
# 무조건 올림
ceiling(ss$n)
# 중도탈락률(drop rate) 10%
finalnB <- ceiling(ss$n)/(1-0.1)
ceiling(finalnB)
```

검정력 계산 Power calculation

```
library(pwr)
groups=3
groupmeans<-c(171.4,221.5,249.4)
groupsd<-c(28.467,32.015,36.119)
groupn<-c(15,15,15)
dd<-data.frame(groupmeans,groupsd,groupn)
dd$df<-dd$groupn-1
pooledSD <- sqrt(sum(dd$groupsd^2 * dd$df) /
sum(dd$df))
sd<-pooledSD
grand.mean=mean(groupmeans)
Cohen.f=sqrt(sum((1/groups)*(groupmeans-grand.
mean)^2))/sd
ss<-pwr.anova.test(k=groups,n=5,f=Cohen.f,sig.
level=0.05,power=NULL)
ss$power
```

3부

비율검정에 필요한 표본크기

6장

단일 집단의 비율비교

01 기호 설명

[표 6.1]은 표본크기를 산출하기 위한 식에서 사용되는 기호와 그 기호가 의미하는 내용이 정리된 표이다.

표 6.1 표본크기 산출을 위한 기호 및 의미

기호(symbols)	의미(meaning)	사용 예
n	표본크기(sample size)	
α	유의수준(제1종 오류)	0.05, 0.1, 0.025
β	제2종 오류	0.2, 0.1
$1-\beta$	검정력(power)	0.8, 0.9
p	모집단의 비율	
p_0	특정 목푯값 (reference value)	
δ	검정한계(testing margin)	
z_α	표준정규분포 score	정규분포를 따르는 모집단에서 확률 α까지의 누적분포함수 값에 해당하는 값(임계값) $z_{1-\alpha/2}=z_{0.975}=1.96$
Φ	표준정규분포함수 (누적분포함수)	$\Phi(1.96)=0.975$
Φ^{-1}	표준정규분위수함수	정규분포를 따르는 모집단에서 특정 누적분포함수 값에 해당하는 분위수 값의 함수 $\Phi^{-1}(0.975)$ $=z_{1-\alpha/2}=z_{0.975}=1.96$ ($\alpha=0.05$일 경우)

위의 표에서 표준정규분포함수(누적분포함수 Φ)에 대한 R 명령어는 pnorm이고, 표준정규분위수함수(Φ^{-1})에 대한 R 명령어는 qnorm을 사용하면 된다.

$$\Phi(1.96)=pnorm(1.96)=0.975$$

$$\Phi^{-1}(0.975)=z_{1-\alpha/2}=z_{0.975}=qnorm(0.975)=1.96(\alpha=0.05\text{일 경우})$$

02 표본크기 산출 요약표

단일 집단의 비율비교에 대한 표본크기 산출을 요약한 표이다.

표 6.2 단일 집단의 비율비교에 대한 표본크기 산출 요약표

통계적 가설검정		예제
동일성검정 (equality test)	양측검정 (two-sided test)	예제 6.1
	단측검정 (one-sided test)	예제 6.2
비열등성/우월성검정 (non-inferiority/superiority test)		예제 6.3
동등성검정 (equivalence test)		예제 6.4

03 동일성검정

1. 양측검정

단일 모집단의 비율(p)이 어느 특정 목푯값과 다른가를 검정하고자 할 때 필요한 표본크기를 산출한다. 특정 목푯값(비교하고자 하는 값; reference value)을 p_0라 할 때 연구 목적의 가설은 다음과 같다.

$$\text{귀무가설} \quad H_0 : p = p_0$$

$$\text{대립가설} \quad H_1 : p \neq p_0$$

위에서 수립한 가설을 검정하기 위한 표본크기의 산출식과 검정력을 구하는 식은 다음과 같이 정의된다.

» 표본크기

$$n = p(1-p)\left(\frac{z_{1-\alpha/2} + z_{1-\beta}}{p - p_0}\right)^2$$

» 검정력

$$1-\beta = \Phi\left(z - z_{1-\frac{\alpha}{2}}\right) + \Phi\left(-z - z_{1-\frac{\alpha}{2}}\right), \quad z = \frac{p - p_0}{\sqrt{\frac{p(1-p)}{n}}}$$

예제 6.1 양측검정

골다공증의 진행을 예방하기 위한 선행연구가 진행되었다. 골밀도 측정 결과 25% 이상 개선이 된 경우 반응대상으로 정의한다. 치료 후 대상자의 약 48%가 반응할 것으로 예상될 때, 치료 후 반응률과 기준율 차이가 있는지 알고 싶을 경우에 필요한 환자 수를 계산하여 보기로 하자.

$$\alpha = 0.05, \quad \text{power} = 0.8, \quad p = 0.48, \quad p_0 = 0.25$$

다음 box 안의 프로그램은 이를 해결하기 위한 R 코드이며 p는 p로, p_0는 p0로 나타내었다. 독자들이 필요한 환자 수를 구하기 위해서는 음영 처리된 부분의 숫자만 바꿔 주면 된다.

R Code

```
> p=0.48
  p0=0.25
  alpha=0.05
  beta=0.20
  n=p*(1-p)*((qnorm(1-alpha/2)+qnorm(1-beta))/(p-p0))^2
  n
```

```
<  [1] 37.03366
```

위의 결과에서 알 수 있듯이 표본크기는 37.03366명으로 계산되었다. 대상이 사람이므로 무조건 올려 계산하면 다음과 같다.

```
>  ceiling(n)  # 무조건 올림
<  [1] 38
```

골다공증의 진행을 예방하기 위한 연구에 필요한 대상 환자 수는 총 38명으로 산출이 된다. 중도탈락률 10%를 고려할 경우 총 43명이 최종 산출된다.

```
>  finalN <- ceiling(n)/(1-0.1)
   ceiling(finalN)
<  [1] 43
```

중도탈락률을 고려하지 않은 표본크기 38명을 n으로 검정력을 계산하면 다음과 같다.

```
>  # Power calculation
   n=38
   p=0.48
   p0=0.25
   alpha=0.05
   z=(p-p0)/sqrt(p*(1-p)/n)
   Power=pnorm(z-qnorm(1-alpha/2))+pnorm(-z-qnorm(1-alpha/2))
   Power
<  [1] 0.810012
```

골다공증의 진행을 예방하기 위한 연구의 검정력은 81.0%로 통계 분석 결과를 신뢰할만하다고 볼 수 있다.

다음으로 R package "pwr"을 이용하여 표본크기와 검정력을 구하는 예를 알아보기로 한다.

R Code package "pwr"

단일 모집단의 비율검정을 위한 표본크기는 패키지 "pwr"을 사용하여 계산할 수 있다.

```
> library(pwr)
  p=0.48
  p0=0.25
  h<-ES.h(p,p0)
  h
  zn=pwr.p.test(h,power=0.8,sig.level=0.05,alternative="two.sided")
```

위의 R 코드에서 h는 효과크기이며 $2 \times \text{asin}(\sqrt{p}) - 2 \times \text{asin}(\sqrt{p_0})$로 계산이 되고 예제에서는 0.4115로 산출되었다. 위의 결과인 zn은 표본크기 n 이외에도 다른 결과들을 포함하고 있기에 표본크기만 보기 위한 code는 다음과 같다.

```
> N<-zn$n
  N
< [1] 33.56258
```

위의 결과에서 산출된 표본크기는 n=33.56258임을 알 수 있다. 패키지를 이용하지 않고 수식을 이용하여 구한 결과인 37.03366과는 약간 차이가 나게 되는데 수식을 이용한 계산은 이항분포를 정규분포로 근사하여 계산하였으므로 효과크기 없이 계산한 값이므로 차이가 나게 된다. 이것은 통계적으로 대표본(30개 이상)인 경우에는 이항분포가 근사하게 정규분포가 된다는 이론이다.

대상이 사람이므로 무조건 올려 계산하면 다음과 같다.

```
> ceiling(N)  # 무조건 올림
< [1] 34
```

골다공증의 진행을 예방하기 위한 연구에 필요한 대상 환자 수는 총 34명으로 산출된다. 중도탈락률을 10%라 하면 총 38명이 최종 산출된다.

```
> finalN <- ceiling(N)/(1-0.1)
  ceiling(finalN)
< [1] 38
```

검정력은 power 대신 n=34을 넣고 구하면 된다.

```
> # Power calculation
library(pwr)
p=0.48
p0=0.25
h<-ES.h(p,p0)
pwr.p.test(h=h,n=34,sig.level=0.05,alternative="two.sided")
< power=0.8050554
```

골다공증의 진행을 예방하기 위한 연구의 검정력은 80.5%로 통계 분석 결과를 신뢰할만하다고 볼 수 있다.

2. 단측검정

단일 모집단의 비율(p)이 어느 특정 목푯값보다 큰지 혹은 작은지 검정하고자 할 때 필요한 표본크기를 산출한다. 특정 목푯값(비교하고자 하는 값; reference value)을 p_0라 할 때 연구목적의 가설은 다음과 같다.

귀무가설 $H_0 : p = p_0$

대립가설 $H_1 : p < p_0$

혹은

귀무가설 $H_0 : p = p_0$

대립가설 $H_1 : p > p_0$

위에서 수립한 가설을 검정하기 위한 표본크기의 산출식과 검정력을 구하는 식은 다음과 같이 정의된다.

» 표본크기

$$n = p_0(1-p_0)\left(\frac{z_{1-\alpha} + z_{1-\beta}\sqrt{\dfrac{p(1-p)}{p_0(1-p_0)}}}{p-p_0}\right)^2$$

» 검정력

$$1-\beta=\Phi\left(\sqrt{\frac{p_0(1-p_0)}{p(1-p)}}\left(\frac{|p-p_0|\ \sqrt{n}}{\sqrt{p_0(1-p_0)}}-z_{1-\alpha}\right)\right)$$

예제 6.2 단측검정

골다공증의 진행을 예방하기 위한 선행연구가 진행되었다. 골밀도 측정 결과 3% 이상 개선이 된 경우 반응대상으로 정의된다. 치료 후 환자의 약 6%가 반응할 것으로 예상될 때, 치료 후 반응률이 기준율보다 큰지를 알고 싶을 때 필요한 환자 수를 계산하여 보기로 하자.

$$\alpha=0.05,\quad \text{power}=0.8,\quad p=0.06,\quad p_0=0.03$$

다음 box 안의 프로그램은 이를 해결하기 위한 R 코드이며 p는 p로, p_0는 p0로 나타내었다.

아래의 결과에서 알 수 있듯이 표본크기는 256.4962명으로 계산되었다. 대상이 사람이므로 무조건 올려 계산하면 다음과 같다.

R Code

```
> p=0.06
  p0=0.03
  alpha=0.05
  beta=0.20
  n=p0*(1-p0)*((qnorm(1-alpha)+qnorm(1-beta)*sqrt(p*(1-p)/p0/(1-p0))) /(p-p0))^2
  n
< [1] 256.4962

> N<-ceiling(n);N  # 무조건 올림
< [1] 257
```

폐경 후 여성의 골다공증 진행을 예방하기 위한 연구에 필요한 대상 환자 수는 총 257명으로 산출되고 중도탈락률을 10%라 하면 총 286명이 최종 산출된다.

```
> finalN <- N/(1-0.1)
  ceiling(finalN)
< [1] 286
```

중도탈락률을 고려하지 않은 표본크기 n=257명을 적용한 검정력은 다음과 같이 계산된다.

```
> # Power calculation
  n=257
  p=0.06
  p0=0.03
  z=(p-p0)/sqrt(p0*(1-p0)/n)
  Power=pnorm(sqrt(p0*(1-p0)/p/(1-p))*(abs(z)-qnorm(1-alpha)))
  Power
< [1] 0.8005555
```

골다공증의 진행을 예방하기 위한 연구 검정력은 **80.1%**로 통계 분석 결과를 신뢰할 만하다고 볼 수 있다.

R Code package "pwr"

단일 모집단의 비율검정을 위한 표본크기는 패키지 "pwr"을 사용하여 계산할 수 있다.

```
> library(pwr)
  p=0.06
  p0=0.03
  h<-ES.h(p, p0)
  h
  zn=pwr.p.test(h,power=0.8,sig.level=0.05,alternative="greater")
```

위의 R 코드에서 h는 효과크기이며 $2 \times \mathrm{asin}(\sqrt{p}) - 2 \times \mathrm{asin}(\sqrt{p_0})$로 계산이 되고 예제에서는 0.1672로 산출되었다. 위의 결과 zn은 표본크기 n 이외에도 다른 결과들을 포함하고 있기에 표본크기만을 보면 다음과 같다.

```
> N<-zn$n
  N
```

```
[1] 287.0151
```

위의 결과에서 산출된 표본크기는 수식을 이용하여 구한 결과와 약간 차이가 나게 되는데 이유는 이전에 설명했으므로 생략하기로 한다. 대상이 사람이므로 무조건 올려 계산하면 다음과 같다.

```
ceiling(N)  # 무조건 올림
```

```
[1] 288
```

골다공증의 진행을 예방하기 위한 연구에 필요한 대상 환자 수는 총 288명으로 산출된다. 중도탈락률을 10%라 하면 총 320명이 최종 산출된다.

```
finalN <- ceiling(N)/(1-0.1)
ceiling(finalN)
```

```
[1] 320
```

검정력은 power 대신 n=288을 넣고 구하면 된다.

```
# Power calculation
library(pwr)
p=0.06
p0=0.03
h<-ES.h(p, p0)
pwr.p.test(h=h,n=288,sig.level=0.05,alternative="greater")
```

```
power=0.8011912
```

골다공증의 진행을 예방하기 위한 연구의 검정력은 80.1%로 통계 분석 결과를 신뢰할만하다고 볼 수 있다.

04 비열등성/우월성검정

단일 모집단에 대한 비율(p)이 어느 특정 하나의 목푯값(p_0)에 대하여 열등한지 혹은 우월한지를 검정하고자 할 때 필요한 표본크기를 산출하게 된다. 비열등성 혹은 우월성검정의 기본 아이디어는 비율과 목푯값 사이에서 통계적으로 유의한 차이($p-p_0$)가 한계(margin)보다 크지 않다면 관심의 대상이 되지 않는다는 것이다. 연구목적에 따른 가설은 다음과 같다.

$$\text{귀무가설} \quad H_0 : p - p_0 \leq \delta$$

$$\text{대립가설} \quad H_1 : p - p_0 > \delta$$

'비열등성' 혹은 '우월성' 여부는 비열등성/우월성한계인 δ가 양수인지 음수인지에 따라 달라진다. 만약 $\delta > 0$인 경우는 우월성검정이 되어 귀무가설의 기각은 단일 모집단에 대한 비율(p)이 참조값인 어느 특정 하나의 목푯값(p_0)보다 우월하다는 뜻이다. 이와는 달리, $\delta < 0$인 경우는 비열등성검정으로 귀무가설의 기각은 단일 모집단에 대한 비율(p)이 참조값인 어느 특정 하나의 목푯값에 대해 비열등하다는 것을 의미한다.

위에서 수립한 가설을 검정하기 위한 표본크기의 산출식과 검정력을 구하는 식은 다음과 같이 정의된다.

» 표본크기

$$n = p(1-p)\left(\frac{z_{1-\alpha} + z_{1-\beta}}{p - p_0 - \delta}\right)^2$$

» 검정력

$$1-\beta = \Phi(z - z_{1-\alpha}) + \Phi(-z - z_{1-\alpha}), \quad z = \frac{p - p_0 - \delta}{\sqrt{\frac{p(1-p)}{n}}}$$

예제 6.3 비열등성/우월성검정

골다공증의 진행을 예방하기 위한 연구에서 치료 후 기준치(35%)만큼 개선된 것을 보여주고자 한다($p_0 = 0.35$). 단, 반응비율 15% 차이($\delta = -0.15$)는 임상적으로 유의하지 않다고 가정한다면, 실제 반응률이 55%($p = 0.55$)일 때 표본크기를 구해보기로 하자.

$$\alpha = 0.05, \quad \text{power} = 0.8, \quad p = 0.55, \quad p_0 = 0.35, \quad \delta = -0.15$$

R Code

```
> p=0.55
  p0=0.35
  delta=-0.15
  alpha=0.05
  beta=0.20
  n=p*(1-p)*((qnorm(1-alpha)+qnorm(1-beta))/(p-p0-delta))^2
  n
< [1] 12.49129
```

위의 결과에서 알 수 있듯이 표본크기는 12.49129명으로 계산되었다. 대상이 사람이므로 무조건 올려 계산하면 다음과 같다.

```
> N<-ceiling(n);N   # 무조건 올림
< [1] 13
```

골다공증의 진행을 예방하기 위한 연구에 필요한 대상 환자 수는 총 13명으로 산출된다. 중도탈락률을 10%라 하면 총 15명이 최종 산출된다.

```
> finalN <- ceiling(n)/(1-0.1)
  ceiling(finalN)
< [1] 15
```

검정력은 중도탈락률을 고려하지 않은 표본크기 n=13명으로 계산하였다.

```
> # Power calculation
  n=13
  p=0.55
  p0=0.35
  delta=-0.15
  z=(p-p0-delta)/sqrt(p*(1-p)/n)
  Power=pnorm(z-qnorm(1-alpha))+pnorm(-z-qnorm(1-alpha))
  Power
```

```
< [1] 0.8137502
```

여성의 골다공증의 진행을 예방하기 위한 연구의 검정력은 81.4%로 통계 분석 결과를 신뢰할만하다고 볼 수 있다.

R Code package "TrialSize"

단일 모집단의 비율검정을 위한 표본크기 산출은 패키지 "TrialSize"를 사용하여 계산할 수 있다. 여기서 주의할 내용은 delta는 $p-p_0$를 말하며, differ는 검정한계 δ를 나타낸다.

```
> library(TrialSize)
  n<- OneSampleProportion.NIS(alpha=0.05,beta=0.2,p=0.55,delta=0.2,
  differ=-0.15)
  n
```

```
< [1] 12.49129
```

표본크기는 12.49129명으로 계산되었다. 대상이 사람이므로 무조건 올려 계산하면 다음과 같다.

```
> N<-ceiling(n);N  # 무조건 올림
```

```
< [1] 13
```

골다공증의 진행을 예방하기 위한 연구에 필요한 대상 환자 수는 총 13명으로 산출된다. 중도탈락률을 10%라 하면 총 15명이 최종 산출된다.

```
> finalN <- ceiling(n)/(1-0.1)
  ceiling(finalN)
```

« [1] 15

05 동등성검정

단일 모집단에 대한 비율(p)이 어느 특정 하나의 목푯값(p_0)과 동등한지 검정할 경우 필요한 표본크기를 산출하게 된다. 예를 들어, 어느 회사의 신제품이 기존 업계 표준 제품과 동등한지 검정할 경우 표본크기를 계산하게 된다. 참조되는 기준값을 p_0라 할 때 연구목적의 가설은 다음과 같고 여기서 δ는 검정에서의 한계를 나타낸다.

$$\text{귀무가설} \quad H_0 \ : |p - p_0| \geq \delta$$
$$\text{대립가설} \quad H_1 \ : |p - p_0| < \delta$$

위에서 수립한 가설을 검정하기 위한 표본크기의 산출식과 검정력을 구하는 식은 다음과 같이 정의된다.

» 표본크기

$$n = p(1-p)\left(\frac{z_{1-\alpha} + z_{1-\beta/2}}{|p-p_0| - \delta}\right)^2$$

» 검정력

$$1-\beta = 2\left[\Phi(z - z_{1-\alpha}) + \Phi(-z - z_{1-\alpha})\right] - 1, \ z = \frac{|p-p_0| - \delta}{\sqrt{\frac{p(1-p)}{n}}}$$

예제 6.4 동등성검정

어느 특정 약이 반응률의 관점에서 기존 약과 동등하다는 것을 보여주고 싶을 경우, 필요한 표본크기를 산출하기로 하자. 선행연구에서 골다공증에 대한 기존 약은 55%의 반응률을 가지고 있으며($p_0 = 0.55$) 반응률의 15% 차이는 임상적으로 의미가 없는 것으로 여겨진다($\delta = 0.15$).

$$\alpha = 0.05, \quad \text{power} = 0.8, \quad p = 0.55, \quad p_0 = 0.55, \quad \delta = 0.15$$

아래의 결과에서 알 수 있듯이 표본크기는 94.20232명으로 계산되었다. 대상이 사람이므로 무조건 올려 계산하면 다음과 같다.

R Code

```
> p=0.55
  p0=0.55
  delta=0.15
  alpha=0.05
  beta=0.20
  n=p*(1-p)*((qnorm(1-alpha)+qnorm(1-beta/2))/(abs(p-p0)-delta))^2
  n
< [1] 94.20232
```

```
> N<-ceiling(n);N   # 무조건 올림
< [1] 95
```

골다공증 약의 연구에 필요한 대상 환자 수는 총 95명으로 산출된다. 중도탈락률을 10%라 하면 총 106명이 최종적으로 산출된다.

```
> finalN <- ceiling(n)/(1-0.1)
  ceiling(finalN)
< [1] 106
```

검정력은 중도탈락률을 고려하지 않은 표본크기 n=95명으로 계산하였다.

```
> # Power calculation
  n=95
  p=0.55
  p0=0.55
  delta=0.15
  z=(abs(p-p0)-delta)/sqrt(p*(1-p)/n)
  Power=2*(pnorm(z-qnorm(1-alpha))+pnorm(-z-qnorm(1-alpha)))-1
  Power
```

```
< [1] 0.8043099
```

골다공증의 약에 관한 연구의 검정력은 80.4%로 통계 분석 결과를 신뢰할만하다고 볼 수 있다.

R Code package "TrialSize"

단일 모집단의 비율검정을 위한 표본크기 산출은 패키지 "TrialSize"를 사용하여 계산할 수 있다. 여기서 주의할 내용은 delta는 $p-p_0$를 말하며, differ는 검정한계 δ를 나타낸다.

```
> library(TrialSize)
  n<- OneSampleProportion.Equivalence(alpha=0.05, beta=0.2, p=0.55,
  delta=0.0, differ=0.15)
  n
```

```
< [1] 94.20232
```

위의 결과에서 알 수 있듯이 표본의 수는 94.20232명으로 계산되었다. 대상이 사람이므로 무조건 올려 계산하면 다음과 같다.

```
> N<-ceiling(n);N  # 무조건 올림
```

```
< [1] 95
```

골다공증 약의 연구에 필요한 대상 환자 수는 총 95명으로 산출된다. 중도탈락률을 10%라 하면 총 106명이 최종적으로 산출된다.

```
> finalN <- ceiling(n)/(1-0.1)
  ceiling(finalN)
```

```
< [1] 106
```

1. 동일성검정

예제 6.1.
양측검정

■ 수식 이용

```
# 표본크기 계산 sample size calculation
p=0.48
p0=0.25
alpha=0.05
beta=0.20
n=p*(1-p)*((qnorm(1-alpha/2)+qnorm(1-beta))/
(p-p0))^2
n
# 무조건 올림
ceiling(n)
# 중도탈락률(drop rate) 10%
finalN <- ceiling(n)/(1-0.1)
ceiling(finalN)

# 검정력 계산 Power calculation
n=38
p=0.48
p0=0.25
alpha=0.05
z=(p-p0)/sqrt(p*(1-p)/n)
Power=pnorm(z-qnorm(1-alpha/2))+pnorm(-z-
qnorm(1-alpha/2))
Power
```

■ package "pwr" 이용

```
# 표본크기 계산 sample size calculation
library(pwr)
p=0.48
p0=0.25
h<-ES.h(p,p0)
h
zn=pwr.p.test(h,power=0.8,sig.level=0.05,alternative
="two.sided")
N<-zn$n
N
# 무조건 올림
ceiling(N)
# 중도탈락률(drop rate) 10%
finalN <- ceiling(N)/(1-0.1)
ceiling(finalN)

# 검정력 계산 Power calculation
library(pwr)
p=0.48
p0=0.25
h<-ES.h(p,p0)
pwr.p.test(h=h,n=34,sig.level=0.05,alternative=
"two.sided")
```

예제 6.2.
단측검정

■ 수식 이용

```
# 표본크기 계산 sample size calculation
```

```
p=0.06
p0=0.03
alpha=0.05
beta=0.20
n=p0*(1-p0)*((qnorm(1-alpha)+qnorm(1-beta)*
sqrt(p*(1-p)/p0/(1-p0))) /(p-p0))^2
n
# 무조건 올림
N<-ceiling(n)
N
# 중도탈락률(drop rate) 10%
finalN <- N/(1-0.1)
ceiling(finalN)
```

```
# 검정력 계산 Power calculation
n=257
p=0.06
p0=0.03
z=(p-p0)/sqrt(p0*(1-p0)/n)
Power=pnorm(sqrt(p0*(1-p0)/p/(1-p))*(abs(z)-
qnorm(1-alpha)))
Power
```

■ Package "pwr" 이용

```
# 표본크기 계산 sample size calculation
library(pwr)
p=0.06
p0=0.03
h<-ES.h(p, p0)
h
zn=pwr.p.test(h,power=0.8,sig.level=0.05,alternative
="greater")
N<-zn$n
N
# 무조건 올림
ceiling(N)
# 중도탈락률(drop rate) 10%
finalN <- ceiling(N)/(1-0.1)
ceiling(finalN)
```

```
# 검정력 계산 Power calculation
library(pwr)
p=0.06
p0=0.03
h<-ES.h(p, p0)
pwr.p.test(h=h,n=288,sig.level=0.05,alternative=
"greater")
```

2. 비열등성/우월성검정

> 예제 6.3.
> 비열등성/우월성검정

■ 수식 이용

```
# 표본크기 계산 sample size calculation
p=0.55
p0=0.35
delta=-0.15
alpha=0.05
beta=0.20
n=p*(1-p)*((qnorm(1-alpha)+qnorm(1-beta))/(p-
p0-delta))^2
n
# 무조건 올림
N<-ceiling(n)
N
# 중도탈락률(drop rate) 10%
finalN <- N/(1-0.1)
ceiling(finalN)
```

```
# 검정력 계산 Power calculation
n=13
p=0.55
p0=0.35
```

```
delta=-0.15
z=(p-p0-delta)/sqrt(p*(1-p)/n)
Power=pnorm(z-qnorm(1-alpha))+pnorm(-z-qnorm
(1-alpha))
Power
```

■ Package "TrialSize" 이용

```
# 표본크기 계산 sample size calculation
library(TrialSize)
n<-
OneSampleProportion.NIS(alpha=0.05,beta=0.2,
p=0.55,delta=0.2,
differ=-0.15)
n
# 무조건 올림
N<-ceiling(n);N
# 중도탈락률(drop rate) 10%
finalN <- ceiling(n)/(1-0.1)
ceiling(finalN)
```

3. 동등성검정

> 예제 6.4.
> 동등성검정

■ 수식 이용

```
# 표본크기 계산 sample size calculation
p=0.55
p0=0.55
delta=0.15
alpha=0.05
beta=0.20
n=p*(1-p)*((qnorm(1-alpha)+qnorm(1-beta/2))/
(abs(p-p0)-delta))^2
n
# 무조건 올림
N<-ceiling(n)
N
# 중도탈락률(drop rate) 10%
finalN <- N/(1-0.1)
ceiling(finalN)
```

```
# 검정력 계산 Power calculation
n=95
p=0.55
p0=0.55
delta=0.15
z=(abs(p-p0)-delta)/sqrt(p*(1-p)/n)
Power=2*(pnorm(z-qnorm(1-alpha))+pnorm(-z-
qnorm(1-alpha)))-1
Power
```

■ Package "TrialSize" 이용

```
# 표본크기 계산 sample size calculation
library(TrialSize)
n<-
OneSampleProportion.Equivalence(alpha=0.05,
beta=0.2, p=0.55,
delta=0.0, differ=0.15)
n
# 구조건 올림
N<-ceiling(n);N
# 중도탈락률(drop rate) 10%
finalN <- ceiling(n)/(1-0.1)
ceiling(finalN)
```

7장

2개 집단의 비율비교

01 기호 설명

[표 7.1]은 표본크기를 산출하기 위한 식에서 사용되는 기호와 그 기호가 의미하는 내용이 정리된 표이다.

표 7.1 표본크기 산출을 위한 기호 및 의미

기호(symbols)	의미(meaning)	사용 예
n_A	모집단 A의 표본크기 (sample size)	
n_B	모집단 B의 표본크기 (sample size)	
k	2 집단의 표본크기 비율	$k = n_A / n_B$
α	유의수준(제1종 오류)	0.05, 0.1, 0.025
β	제2종 오류	0.2, 0.1
$1-\beta$	검정력(power)	0.8, 0.9
p_A	모집단 A의 비율	
p_B	모집단 B의 비율	
δ	검정한계(testing margin)	
σ_d	(교차설계 선행연구에서의) 표준편차	0.5
ϵ	실제 비율의 차이	0.2
z_α	표준정규분포 score	정규분포를 따르는 모집단에서 확률 α까지의 누적분포함수 값에 해당하는 값(임계값) $z_{1-\alpha/2} = z_{0.975} = 1.96$
Φ	표준정규분포함수 (누적분포함수)	$\Phi(1.96) = 0.975$
Φ^{-1}	표준정규분위수함수	정규분포를 따르는 모집단에서 특정 누적분포 함수 값에 해당하는 분위수 값의 함수 $\Phi^{-1}(0.975)$ $= z_{1-\alpha/2} = z_{0.975} = 1.96$ ($\alpha = 0.05$일 경우)

[표 7.1]에서 표준정규분포함수(누적분포함수 Φ)에 대한 R 명령어는 pnorm이고, 표준정규분위수함수 (Φ^{-1})에 대한 R 명령어는 qnorm을 사용하면 된다.

$$\Phi(1.96) = pnorm(1.96) = 0.975$$

$$\Phi^{-1}(0.975) = z_{1-\alpha/2} = z_{0.975} = \text{qnorm}(0.975) = 1.96(\alpha = 0.05\text{일 경우})$$

02 표본크기 산출 요약표

2개 집단의 비율비교에 대한 표본크기 산출을 요약한 표이다.

표 7.2 2개 집단의 비율비교에 대한 표본크기 산출 요약표

통계적 가설검정			표본크기	예제
평행설계 (Parallel Design)	동일성 검정 (equality test)	양측검정 (two-sided test)	표본크기를 같게 하는 경우	예제 7.1
			표본크기를 다르게 하는 경우	예제 7.2
		단측검정 (one-sided test)	표본크기를 같게 하는 경우	예제 7.3
			표본크기를 다르게 하는 경우	예제 7.4
	비열등성/우월성검정 (non-inferiority/superiority test)		표본크기를 같게 하는 경우	예제 7.5
			표본크기를 다르게 하는 경우	예제 7.6
	동등성검정 (equivalence test)		표본크기를 같게 하는 경우	예제 7.7
			표본크기를 다르게 하는 경우	예제 7.8
교차설계 (Crossover Design)	동일성검정 (equality test)			예제 7.9
	비열등성/우월성검정 (non-inferiority /superiority test)			예제 7.10
	동등성검정 (equivalence test)			예제 7.11

03 평행설계

1. 동일성검정

1) 양측검정

두 집단의 비율이 다른가를 검정하고자 할 때 필요한 표본크기를 산출하게 된다. 이는 그룹 A의 비율(p_A)이 그룹 B의 비율(p_B)과 다른가를 결정하는 이표본검정이다. 연구목적의 가설은 다음과 같다.

$$\text{귀무가설} \quad H_0: \; p_A - p_B = 0$$

$$\text{대립가설} \quad H_1: \; p_A - p_B \neq 0$$

두 집단 표본크기의 비율을 $k = \dfrac{n_A}{n_B}$로 정의한다.

위에서 수립한 가설을 검정하기 위한 표본크기의 산출식과 검정력을 구하는 식은 다음과 같이 정의된다.

» 표본크기

$$n_A = kn_B$$

$$n_B = \left(\frac{p_A(1-p_A)}{k} + p_B(1-p_B)\right)\left(\frac{z_{1-\alpha/2} + z_{1-\beta}}{p_A - p_B}\right)^2$$

» 검정력

$$1-\beta = \Phi\left(z - z_{1-\frac{\alpha}{2}}\right) + \Phi\left(-z - z_{1-\frac{\alpha}{2}}\right), \; z = \frac{p_A - p_B}{\sqrt{\dfrac{p_A(1-p_A)}{n_A} + \dfrac{p_B(1-p_B)}{n_B}}}$$

예제 7.1 양측검정 - 표본의 크기를 같게 하는 경우($n_A = n_B$)

두 항균제의 효능과 안전성 및 내성을 비교하기 위한 선행연구에서 두 항균제 사이의 임상적으로 의미 있는 차이는 $\epsilon = 24\%$로 나타났다. 실제 치료율이 53%($p_1 = 0.53$이고 $p_2 = p_1 + \epsilon = 0.77$)라고 가정할 경우 필요한 환자 수를 계산하여 보기로 하자. 각 그룹의 표본크기 비율은 1 즉 $k = 1$(동등한 할당)을 가진 표본크기를 구해보기로 한다.

$$\alpha = 0.05, \quad \text{power} = 0.8, \quad p_1 = 0.53, \quad p_2 = 0.77, \quad k = 1$$

다음 box 안의 프로그램은 이를 해결하기 위한 R 코드이며 p_1는 pA, p_2는 pB, k는 kappa로 나타내었다.

아래의 결과에서 알 수 있듯이 표본크기는 58.07626명으로 계산되었다. 대상이 사람이므로 무조건 올려 계산하면 다음과 같다.

R Code

```
> pA=0.53
  pB=0.77
  kappa=1
  alpha=0.05
  beta=0.20
  nB=(pA*(1-pA)/kappa+pB*(1-pB))*((qnorm(1-alpha/2)+qnorm(1-beta)) /(pA-pB))^2
  nB
< [1] 58.07626
```

```
> ceiling(nB)  # 무조건 올림
< [1] 59
```

두 항균제의 비교 연구에 필요한 대상 환자 수는 집단별로 59, 총 118명으로 산출이 된다. 중도탈락률이 10%일 경우 각 그룹당 66명으로 총 132명이 최종 산출된다.

```
> finalN <- ceiling(nB)/(1-0.1)
  ceiling(finalN)
```

```
[1] 66
```

검정력은 중도탈락률을 고려하지 않은 표본크기 n=59으로 계산하였다.

```
# Power calculation
nB=59
kappa=1
pA=0.53
pB=0.77
z=(pA-pB)/sqrt(pA*(1-pA)/nB/kappa+pB*(1-pB)/nB)
Power=pnorm(z-qnorm(1-alpha/2))+pnorm(-z-qnorm(1-alpha/2))
Power
```

```
[1] 0.8061558
```

두 항균제의 비교 연구의 검정력은 80.6%로 통계 분석 결과를 신뢰할만하다고 볼 수 있다.

R Code: package "pwr"

2개 모집단의 비율검정을 위한 표본크기는 패키지 "pwr"을 사용하여 계산할 수 있다.

```
library(pwr)
zn=pwr.2p.test(h=ES.h(p1=0.53, p2=0.77), sig.level=0.05, power=0.80)
```

위의 R 코드에서 h는 효과크기이며 $2 \times \mathrm{asin}(\sqrt{p1}) - 2 \times \mathrm{asin}(\sqrt{p2})$로 계산이 되고 예제에서는 0.4707048로 산출되었다. 위의 결과인 zn은 표본의 크기 n 이외에도 다른 결과들을 포함하고 있기에 표본크기만 보면 다음과 같다.

```
N<-zn$n
N
```

```
[1] 60.25783
```

위의 결과에서 산출된 표본크기는 n=60.25783임을 알 수 있다. 패키지를 이용하지 않고 수식을 이용하여 구한 결과인 58.07626과는 약간 차이가 나게 된다. 수식을 이용한 계산은 이항분포를 정규분포로 근사시켜 계산한 값으로 효과크기 없이 계산한 값이

기에 차이가 나게 된다. 대상이 사람이므로 두조건 올려 계산하면 다음과 같다.

```
> ceiling(N)  # 무조건 올림
< [1] 61
```

두 항균제의 비교 연구에 필요한 대상 환자 수는 각 그룹당 61명으로 산출된다. 중도 탈락률을 10%라 하면 각 그룹당 68명으로 총 136명이 최종 산출된다.

```
> finalN <- ceiling(N)/(1-0.1)
  ceiling(finalN)
< [1] 68
```

검정력은 power 대신 n=61을 넣고 구하면 된다.

```
> # Power calculation
  library(pwr)
  pwr.2p.test(h=ES.h(p1=0.53, p2=0.77), n=61, sig.level=0.05)
< power=0.8047804
```

두 항균제의 비교 연구의 검정력은 80.5%로 통계 분석 결과를 신뢰할만하다고 볼 수 있다.

예제 7.2 양측검정 - 표본의 크기를 다르게 하는 경우($n_A \neq n_B$)

예제 7.1과 같은 조건에서 각 그룹의 표본크기 비율은 2, 즉 $k=2$를 가진 표본크기를 구해보기로 한다.

$$\alpha = 0.05, \quad \text{power} = 0.8, \quad p_1 = 0.53, \quad p_2 = 0.77, \quad k = 2, \quad n_A = kn_B$$

다음 box 안의 프로그램은 이를 해결하기 위한 R 코드이며 p_1는 pA, p_2는 pB, k는 kappa로 나타내었다.

R Code

```
> pA=0.53
```

```
pB=0.77
kappa=2
alpha=0.05;beta=0.20
nB=(pA*(1-pA)/kappa+pB*(1-pB))*((qnorm(1-alpha/2)+qnorm(1-beta))/(pA-pB))^2
nA=kappa*nB
nA;nB
```

```
< [1] 82.20884
  [1] 41.10442
```

위의 결과에서 표본크기는 A 집단은 82.20884, B 집단은 41.10442로 계산되었다. 대상이 사람이므로 무조건 올려 계산하면 다음과 같다.

```
> ceiling(nA);ceiling(nB)  # 무조건 올림
```

```
< [1] 83
  [1] 42
```

두 항균제의 비교 연구에 필요한 대상 환자 수는 A 집단 83명, B 집단 42명이 산출된다. 이 경우 집단의 표본크기 비율은 1:2로 하였기에 A 집단 84명, B 집단 42명, 총 126명으로 비율에 맞추어 주는 것이 좋다. 중도탈락률을 10%라 하면 A 집단 93명, B 집단 47명, 총 140명이 최종적으로 산출되고, 비율에 맞추어 주면 A 집단 94명, B 집단 47명으로 총 141명이 된다.

```
> finalA <- ceiling(nA)/(1-0.1)
  finalB <- ceiling(nB)/(1-0.1)
  ceiling(finalA);ceiling(finalB)
```

```
< [1] 93
  [1] 47
```

중도탈락률을 고려하지 않은 표본크기 n_B=42로 검정력을 계산하면 80.8%로 통계분석 결과를 신뢰할만하다고 볼 수 있다.

```
> # Power calculation
  nB=42
  kappa=2
  pA=0.53;pB=0.77
  z=(pA-pB)/sqrt(pA*(1-pA)/(nB*kappa)+pB*(1-pB)/nB)
  Power=pnorm(z-qnorm(1-alpha/2))+pnorm(-z-qnorm(1-alpha/2))
  Power
```

```
< [1] 0.8083904
```

R Code: package “TrialSize”,”pwr”

2개 모집단의 비율검정을 위해서 서로 표본크기가 다른 경우의 표본크기 산출은 패키지 “TrialSize”, 검정력은 패키지 “pwr”을 사용하여 구할 수 있다. 먼저 표본크기를 구하면 다음과 같다. 아래 R 코드에서 k는 n_A / n_B로 계산된 값으로 아래의 예제에서는 2로 입력된다.

```
> library(TrialSize)
  k=2
  nA=TwoSampleProportion.Equality(alpha=0.05, beta=0.2, p1=0.53,p2=0.77, k=2)
  nB=nA/k
  nA;nB
```

```
< [1] 82.20884
  [1] 41.10442
```

표본크기는 A 집단 82.20884, B 집단 41.10442로 계산되었다. 대상이 사람이므로 무조건 올려 계산하면 다음과 같다.

```
> ceiling(nA);ceiling(nB)  # 무조건 올림
```

```
< [1] 83
  [1] 42
```

두 항균제의 비교 연구에 필요한 대상 환자 수는 A 집단 83명, B 집단 42명이 산출된다. 이 경우 집단의 표본크기 비율은 1:2로 하였기에 A 집단 84명, B 집단 42명, 총 126명으로 비율에 맞추어 주는 것이 좋다. 중도탈락률을 10%라 하면 A 집단 93명, B 집단 47명, 총 140명이 최종적으로 산출되고, 비율에 맞추어 주면 A 집단 94명, B 집단 47명으로 총 141명이 된다.

```
> finalA <- ceiling(nA)/(1-0.1)
  finalB <- ceiling(nB)/(1-0.1)
  ceiling(finalA);ceiling(finalB)
```

```
< [1] 93
  [1] 47
```

다음으로 검정력을 구해 보기로 한다. 검정력은 패키지 "pwr"을 이용하고 검정력은 power 대신 $n_1 = 83$, $n_2 = 42$를 넣고 구하면 된다.

```
> # Power calculation
  library(pwr)
  pwr.2p2n.test(h=ES.h(p1=0.53, p2=0.77), n1=83,n2=42, sig.level=0.05)
< power=0.768959
```

두 항균제의 비교 연구의 검정력은 76.9%로 수식에 의해 구한 검정력과 조금 차이가 있다. 수식을 이용한 계산은 이항분포를 정규분포로 근사시켜 계산한 값으로 효과크기 없이 계산한 값이기에 차이가 나게 된다.

2) 단측검정

2개 모집단의 비율이 다른가에 관한 검정을 할 때, 필요한 표본크기를 산출하게 된다. 즉, 그룹 A의 비율(p_A)이 그룹 B의 비율(p_B)보다 큰지 혹은 작은지를 결정하는 이표본검정이다. 연구목적의 가설은 다음과 같다.

귀무가설 $H_0 \ : p_A = p_B$

대립가설 $H_1 \ : p_A < p_B$

혹은

귀무가설 $H_0 \ : p_A = p_B$

대립가설 $H_1 \ : p_A > p_B$

두 집단 표본크기의 비율은 $k = \dfrac{n_A}{n_B}$로 정의한다.

위에서 수립한 가설을 검정하기 위한 표본크기의 산출식과 검정력을 구하는 식은 다음과 같이 정의된다.

» 표본크기

$$n_A = kn_B$$

$$n_B = \left(\frac{p_A(1-p_A)}{k} + p_B(1-p_B)\right)\left(\frac{z_{1-\alpha} + z_{1-\beta}}{p_A - p_B}\right)^2$$

» 검정력

$$1-\beta = \Phi\left(\frac{|p_A - p_B|}{\sqrt{\frac{p_A(1-p_A)}{n_A} + \frac{p_B(1-p_B)}{n_B}}} - z_{1-\alpha}\right)$$

예제 7.3 단측검정 - 표본의 크기를 같게 하는 경우($n_A = n_B$)

두 항균제의 효능, 안전성 및 내성을 비교하기 위한 선행연구에서 두 항균제 사이의 임상적으로 의미 있는 차이는 $\epsilon = 24\%$로 고려된다. 실제 치료율이 53%($p_1 = 0.53$이고 $p_2 = p_1 + \epsilon = 0.77$)라고 가정할 경우 필요한 환자 수를 계산하여 보기로 한다. 각 그룹의 표본크기 비율이 1, 즉 $k = 1$(동등한 할당)을 가진 표본크기를 구해보기로 한다.

$$\alpha = 0.05,\quad \text{power} = 0.8,\quad p_1 = 0.53,\quad p_2 = 0.77,\quad k = 1$$

다음 box 안의 프로그램은 이를 해결하기 위한 R 코드이며 p_1는 pA, p_2는 pB, k는 kappa로 나타내었다. 양측검정과의 차이점은 $\alpha/2$ 대신 α를 사용한다는 점이다.

R Code

```
> pA=0.53
  pB=0.77
  kappa=1
  alpha=0.05
  beta=0.20
  nB=(pA*(1-pA)/kappa+pB*(1-pB))*((qnorm(1-alpha)+qnorm(1-beta))/(pA-pB))^2
  nB
```

```
< [1] 45.74663
```

위의 결과에서 알 수 있듯이 표본크기는 45.74663명으로 계산되었다. 대상이 사람이므로 무조건 올려 계산하면 다음과 같다.

```
> N<-ceiling(nB);N   # 무조건 올림
< [1] 46
```

두 항균제의 비교 연구에 필요한 대상 환자 수는 각 그룹당 46명, 총 92명으로 산출이 된다. 중도탈락률을 10%라 하면 각 그룹당 52명으로 총 104명이 최종 산출된다.

```
> finalN <- N/(1-0.1)
  ceiling(finalN)
< [1] 52
```

중도탈락률을 고려하지 않은 표본크기 n=46명을 적용한 검정력은 다음과 같이 계산된다.

```
> # Power calculation
  nB=46
  pA=0.53
  pB=0.77
  kappa=1
  z=(pA-pB)/sqrt(pA*(1-pA)/nB/kappa+pB*(1-pB)/nB)
  Power=pnorm(abs(z)-qnorm(1-alpha))
  Power
< [1] 0.8019195
```

두 항균제의 비교 연구 검정력은 80.2%로 통계 분석 결과를 신뢰할만하다고 볼 수 있다.

R Code: package "pwr"

2개 모집단의 비율검정을 위한 표본크기는 패키지 "pwr"을 사용한다.

```
> library(pwr)
  zn=pwr.2p.test(h=ES.h(p1=0.53, p2=0.77), sig.level=0.05, power=0.80, alternative="less")
```

위의 R 코드에서 h는 효과크기로 $2 \times \mathrm{asin}(\sqrt{p1}) - 2 \times \mathrm{asin}(\sqrt{p2})$로 계산이 되며 예제에서는 0.4707048로 산출되었다.

위의 결과인 zn은 표본의 크기 n 이외에도 다른 결과들을 포함하고 있기에 표본크기만 보면 다음과 같다.

```
> N<-zn$n
  N
< [1] 47.46518
```

위의 결과에서 산출된 표본의 각 그룹당 크기는 n=47.46518임을 알 수 있다. 이전에 설명하였듯이 패키지를 이용하지 않고 수식을 이용하여 구한 결과인 45.74663과는 약간 차이가 나게 된다. 대상이 사람이므로 무조건 올려 계산하면 다음과 같다.

```
> ceiling(N)  # 무조건 올림
< [1] 48
```

두 항균제의 비교 연구에 필요한 대상 환자 수는 각 그룹당 48명으로 산출된다. 중도 탈락률을 10%라 하면 각 그룹당 54명으로 총 108명이 최종 산출된다.

```
> finalN <- ceiling(N)/(1-0.1)
  ceiling(finalN)
< [1] 54
```

다음으로 검정력을 구해보면 power 대신 n=48을 넣고 구하면 된다.

```
> # Power calculation
  library(pwr)
  pwr.2p.test(h=ES.h(p1=0.53, p2=0.77), n=48, sig.level=0.05, alternative="less")
< power=0.8038879
```

두 항균제의 비교 연구의 검정력은 80.4%로 통계 분석 결과를 신뢰할만하다고 볼 수 있다.

예제 7.4 단측검정 - 표본의 크기를 다르게 하는 경우($n_A \neq n_B$)

예제 7.3과 같은 조건에서 각 그룹의 표본크기 비율이 2($k=2$)인 표본크기를 구해 보기로 하자.

$$\alpha = 0.05,\quad \text{power} = 0.8,\quad k = 2,\quad p_1 = 0.53,\quad p_2 = 0.77$$

다음 box 안의 프로그램은 이를 해결하기 위한 R 코드이며 p_1은 pA, p_2는 pB, k는 kappa로 나타내었다. 독자들이 필요한 환자 수를 구하기 위해서는 음영 처리된 부분의 숫자만 바꿔 주면 된다. 또한, 양측검정과의 차이점은 $\alpha/2$ 대신 α를 사용한다는 점이다.

R Code

```
> pA=0.53
  pB=0.77
  kappa=2
  alpha=0.05
  beta=0.20
  nB=(pA*(1-pA)/kappa+pB*(1-pB))*((qnorm(1-alpha)+qnorm(1-beta))/(pA-pB))^2
  nB
  nA=kappa*nB
  nA;nB
```

```
< [1] 64.75585
  [1] 32.37792
```

위의 결과에서 알 수 있듯이 집단 A의 표본크기는 64.75585명, 집단 B의 표본크기는 32.37792명으로 계산되었다. 대상이 사람이므로 무조건 올려 계산하면 다음과 같다.

```
> nB<-ceiling(nB)
  nA<-ceiling(nA)
  nA;nB   # 무조건 올림
```

```
< [1] 65
  [1] 33
```

두 항균제의 비교 연구에 필요한 대상 환자 수는 집단 A는 65명, 집단 B는 33명,

총 98명으로 산출된다. 중도탈락률을 10%라 하면 집단 A는 73명, 집단 B는 37명, 총 110명이 최종 산출된다.

```
> finalNA <- nA/(1-0.1)
  finalNB <- nB/(1-0.1)
  ceiling(finalNA);ceiling(finalNB)
```

```
< [1] 73
  [1] 37
```

중도탈락률을 고려하지 않은 집단 B의 표본크기 n=33명을 적용한 검정력은 다음과 같이 계산된다.

```
> # Power calculation
  nB=33
  pA=0.53;pB=0.77
  kappa=2
  z=(pA-pB)/sqrt(pA*(1-pA)/nB/kappa+pB*(1-pB)/nB)
  Power=pnorm(abs(z)-qnorm(1-alpha))
  Power
```

```
< [1] 0.8065887
```

두 항균제의 비교 연구 검정력은 80.7%로 통계 분석 결과를 신뢰할만하다고 볼 수 있다.

R Code: package "TrialSize","pwr"

2개 모집단의 비율검정을 위해서 서로 표본크기가 다른 경우의 표본크기 산출은 패키지 "TrialSize", 검정력은 패키지 "pwr"을 사용하여 구할 수 있다. 먼저 표본크기를 구하면 다음과 같다. 아래 R 코드에서 k는 n_A/n_B로 계산된 값으로 아래의 예제에서는 2로 입력된다. 또한, $\alpha = 0.1$로 입력하면 단측검정으로 $k = 2$로 입력하여 표본크기를 다르게 계산할 수 있다.

```
> library(TrialSize)
  kappa=2
  nA=TwoSampleProportion.Equality(alpha=0.1, beta=0.2, p1=0.53,p2=0.77, k=kappa)
  nB=nA/kappa
  nA;nB
```

```
< [1] 64.75585
  [1] 32.37792
```

위의 결과에서 알 수 있듯이 집단 A의 표본크기는 64.75585명, 집단 B의 표본크기는 32.37792명으로 계산되었다. 대상이 사람이므로 무조건 올려 계산하면 다음과 같다.

```
> nB<-ceiling(nB)
  nA<-ceiling(nA)
  nA;nB   # 무조건 올림
```

```
< [1] 65
  [1] 33
```

두 항균제의 비교 연구에 필요한 대상 환자 수는 집단 A는 65명, 집단 B는 33명, 총 98명으로 산출된다. 중도탈락률을 10%라 하면 집단 A는 84명, 집단 B는 43명, 총 127명이 최종 산출된다.

```
> finalNA <- nA/(1-0.1)
  finalNB <- nB/(1-0.1)
  ceiling(finalNA);ceiling(finalNB)
```

```
< [1] 73
  [1] 37
```

검정력은 패키지 "pwr"을 이용하고 검정력은 power 대신 $n_1 = 65$, $n_2 = 33$을 넣고 구하면 된다.

```
> # Power calculation
  library(pwr)
  pwr.2p2n.test(h=ES.h(p1=0.53, p2=0.77), n1=65,n2=33, sig.level=0.05, alternative="less")
```

```
< power=0.7712666
```

두 항균제의 비교 연구의 검정력은 77.1%로 수식에 의해 구한 검정력과 조금 차이가 있다. 수식을 이용한 계산은 이항분포를 정규분포로 근사시켜 계산한 값으로 효과크기 없이 계산한 값이기에 차이가 나게 된다.

2. 비열등성/우월성검정

비열등성/우월성검정은 두 집단의 비율에 대한 검정으로 그룹 A(실험군)의 비율을 p_A, 그룹 B(대조군)의 비율을 p_B라 할 때 그룹 A의 비율이 그룹 B의 비율에 비해 열등하지 않다 혹은 우월하다를 결정하는 이표본검정이다. 귀무가설이 나타내는 '비열등성' 혹은 '우월성' 여부는 비열등성/우월성한계인 δ가 양수인지 음수인지에 따라 달라진다. 만약 $\delta > 0$인 경우는 우월성검정이 되어 귀무가설의 기각은 그룹 A의 비율이 그룹 B의 비율보다 우월하다는 뜻이다. 이와는 달리, $\delta < 0$인 경우는 비열등성검정으로 귀무가설의 기각은 그룹 A의 비율이 그룹 B의 비율보다 비열등하다는 것을 의미한다. 비열등성 혹은 우월성검정의 기본 아이디어는 비율 사이의 통계적 유의한 차이가 한계 δ보다 크지 않으면 관심의 대상이 아니라는 것이다. 대부분의 임상연구에서는 임상적인 판단 및 주제 영역 지식에 따라 한계가 정해진다. 연구목적에 따른 가설은 다음과 같다.

$$\text{귀무가설} \quad H_0: \ p_A - p_B \le \delta$$
$$\text{대립가설} \quad H_1: \ p_A - p_B > \delta$$

두 집단 표본크기의 비율을 $k = \frac{n_A}{n_B}$로 정의한다. 위에서 수립한 가설을 검정하기 위한 표본크기 산출식과 검정력을 구하는 식은 다음과 같이 정의된다.

» 표본크기

$$n_A = kn_B$$

$$n_B = \left(\frac{p_A(1-p_A)}{k} + p_B(1-p_B)\right)\left(\frac{z_{1-\alpha} + z_{1-\beta}}{p_A - p_B - \delta}\right)^2$$

» 검정력

$$1-\beta = \Phi\left(z - z_{1-\frac{\alpha}{2}}\right) + \Phi\left(-z - z_{1-\frac{\alpha}{2}}\right), \quad z = \frac{p_A - p_B - \delta}{\sqrt{\frac{p_A(1-p_A)}{n_A} + \frac{p_B(1-p_B)}{n_B}}}$$

예제 7.5 비열등성/우월성검정 - 표본크기를 같게 하는 경우($n_A = n_B$)

대조군에 비해 실험군이 열등하지 않다는 것을 보여주기 위해서 12% 미만의 차이는 임상적 중요성이 없다고 가정한다. 즉, 비열등성 한계는 12%($\delta = -0.12$)로 설정된다. 실험군과 대조군의 실제 평균 치료율이 각각 88%와 67%라고 가정할 때 필요한 환자 수를 계산하여 보기로 하자. 각 그룹의 표본비율은 1, 즉 $k = 1$(동등한 할당)을 가진 표본크기를 구해보기로 한다.

$$\alpha = 0.05, \quad \text{power} = 0.8, \quad p_A = 0.88, \quad p_B = 0.67, \quad \delta = -0.12, \quad k = 1$$

다음 box 안의 프로그램은 이를 해결하기 위한 R 코드이며 p_A는 pA, p_B는 pB, k는 kappa, δ는 delta로 나타내었다.

R Code

```
> pA=0.88
  pB=0.67
  delta=-0.12
  kappa=1
  alpha=0.05
  beta=0.20
  n=(pA*(1-pA)/kappa+pB*(1-pB))*((qnorm(1-alpha)+qnorm(1-beta))/(pA-pB-delta))^2
  n
< [1] 18.54767
```

위의 결과에서 알 수 있듯이 표본크기는 18.54767명으로 계산되었다. 대상이 사람이므로 무조건 올려 계산하면 다음과 같다.

```
> N<-ceiling(n);N   # 무조건 올림
< [1] 19
```

대조군에 비해 실험군이 열등하지 않다는 것을 보여주는 연구에 필요한 대상 환자 수는 각 그룹당 19명, 총 38명으로 산출된다. 중도탈락률을 10%라 하면 각 그룹당 22명, 총 44명이 최종 산출된다.

```
> finalN <- ceiling(n)/(1-0.1)
  ceiling(finalN)
< [1] 22
```

검정력은 탈락률을 고려하지 않은 표본크기 n=19명으로 계산하였다.

```
> # Power calculation
  pA=0.88
  pB=0.67
  delta=-0.12
  kappa=1
  alpha=0.05
  n=19
  z=(pA-pB-delta)/sqrt(pA*(1-pA)/n/kappa+pB*(1-pB)/n)
  Power=pnorm(z-qnorm(1-alpha))+pnorm(-z-qnorm(1-alpha))
  Power
< [1] 0.8083456
```

대조군에 비해 실험군이 열등하지 않다는 것을 보여주는 연구의 검정력은 80.8%로 통계 분석 결과를 신뢰할만하다고 볼 수 있다.

R Code: package "TrialSize"

두 모집단 비율의 비열등성검정을 위한 표본크기 산출은 패키지 "TrialSize"를 사용하여 계산할 수 있다. 여기서 delta는 $p_A - p_B$를 말하며, margin은 검정한계 δ를 입력하면 된다.

```
> library(TrialSize)
  n<-TwoSampleProportion.NIS(0.05,0.2,0.88,0.67,<=1,delta=0.88-0.67,margin=-0.12)
  n
< [1] 18.54767
```

위의 결과에서 알 수 있듯이 표본크기는 18.54767명으로 계산되었다. 대상이 사람이므로 무조건 올려 계산하면 다음과 같다.

```
> N<-ceiling(n);N  # 무조건 올림
< [1] 19
```

대조군에 비해 실험군이 열등하지 않다는 것을 보여주는 연구의 필요한 대상 환자 수는 각 그룹당 19명, 총 38명으로 산출된다. 중도탈락률을 10%라 각 그룹당 22명, 총 44명으로 최종 산출된다.

```
> finalN <- ceiling(n)/(1-0.1)
  ceiling(finalN)
< [1] 22
```

예제 7.6 비열등성/우월성검정 - 표본크기를 다르게 하는 경우($n_A \neq n_B$)

예제 7.5와 같은 조건에서 각 그룹의 표본비율은 2, 즉 $k=2$를 가진 표본크기를 구해보기로 하자.

$$\alpha=0.05, \quad \text{power}=0.8, \quad p_A=0.88, \quad p_B=0.67, \quad \delta=-0.12, \quad k=2$$

다음 box 안의 프로그램은 이를 해결하기 위한 R 코드이며 p_A는 pA, p_B는 pB, k는 kappa, δ는 delta로 나타내었다.

R Code

```
> pA=0.88
  pB=0.67
  delta=-0.12
  kappa=2
  alpha=0.05
  beta=0.20
  nB=(pA*(1-pA)/kappa+pB*(1-pB))*((qnorm(1-alpha)+qnorm(1-beta))/(pA-pB-delta))^2
  nA=kappa*nB
  nA;nB
< [1] 31.10014
  [1] 15.55007
```

위의 결과에서 알 수 있듯이 집단 A의 표본크기는 31.10014명, 집단 B의 표본크기는 15.55007명으로 계산되었다. 대상이 사람이므로 무조건 올려 계산하면 다음과 같다.

```
> nA<-ceiling(nA)
  nB<-ceiling(nB)
  nA;nB  # 무조건 올림
```

```
< [1] 32
  [1] 16
```

대조군에 비해 실험군이 열등하지 않다는 것을 보여주는 연구에서 필요한 대상 환자 수는 각 그룹당 32명, 16명으로 총 48명이 산출된다. 중도탈락률을 10%라 하면 각 그룹당 36명, 18명으로 총 54명이 최종 산출된다.

```
> finalNA <- nA/(1-0.1)
  finalNB <- nB/(1-0.1)
  ceiling(finalNA);ceiling(finalNB)
```

```
< [1] 36
  [1] 18
```

검정력은 탈락률을 고려하지 않은 집단 B의 표본크기(n_B)를 16명으로 계산하였다.

```
> # Power calculation
  pA=0.88
  pB=0.67
  delta=-0.12
  kappa=2
  alpha=0.05
  nB=16
  z=(pA-pB-delta)/sqrt(pA*(1-pA)/nB/kappa+pB*(1-pB)/nB)
  Power=pnorm(z-qnorm(1-alpha))+pnorm(-z-qnorm(1-alpha))
  Power
```

```
< [1] 0.8098636
```

대조군에 비해 실험군이 열등하지 않다는 것을 보여주는 연구의 검정력은 81.0%로 통계 분석 결과를 신뢰할만하다고 볼 수 있다.

R Code: package "TrialSize"

두 모집단 비율의 비열등성검정을 위한 표본크기 산출은 패키지 "TrialSize"를 사용하여 계산할 수 있다. 여기서 delta는 $p_A - p_B$를 말하며, margin은 검정한계 δ를 입력하면 된다.

```
> library(TrialSize)
  kappa=2
  nA<-TwoSampleProportion.NIS(0.05,0.2,0.88,0.67,k=kappa,
  delta=0.88-0.67,margin=-0.12)
  nB<-nA/kappa
  nA;nB
```

```
< [1] 31.10014
  [1] 15.55007
```

위의 결과에서 알 수 있듯이 집단 A의 표본크기는 31.10014명, 집단 B의 표본크기는 15.55007명으로 계산되었다. 대상이 사람이므로 무조건 올려 계산하면 다음과 같다.

```
> nA<-ceiling(nA)
  nB<-ceiling(nB)
  nA;nB  # 무조건 올림
```

```
< [1] 32
  [1] 16
```

대조군에 비해 실험군이 열등하지 않다는 것을 보여주는 연구의 필요한 대상 환자 수는 각 그룹당 32명, 16명으로 총 48명이 산출된다. 중도탈락률을 10%라 하면 각 그룹당 36명, 18명으로 총 54명이 최종 산출된다.

```
> finalNA <- nA/(1-0.1)
  finalNB <- nB/(1-0.1)
  ceiling(finalNA);ceiling(finalNB)
```

```
< [1] 36
  [1] 18
```

3. 동등성검정

두 집단의 비율에 대한 검정으로 그룹 A(실험군)의 비율을 p_A, 그룹 B(대조군)의 비율을 p_B라 할 때 두 그룹 비율 중 어느 한 그룹의 비율이 더 크다고 생각하지 않고 두 그룹의 비율이 동등하다를 결정하는 이표본검정이다. 예를 들어, 어느 회사의 신제품이 기존 업계 표준 제품과 동등한지 여부를 검정할 경우의 표본크기를 계산한다. 연구 목적의 가설은 다음과 같고 여기서 δ는 비열등성 혹은 우월성한계을 나타낸다.

$$\text{귀무가설} \quad H_0 : |p_A - p_B| \geq \delta$$
$$\text{대립가설} \quad H_1 : |p_A - p_B| < \delta$$

두 집단 표본크기의 비율을 $k = \frac{n_A}{n_B}$로 정의한다.

위에서 수립한 가설을 검정하기 위한 표본크기의 산출식과 검정력을 구하는 식은 다음과 같이 정의된다.

» 표본크기

$$n_A = kn_B$$

$$n_B = \left(\frac{p_A(1-p_A)}{k} + p_B(1-p_B)\right)\left(\frac{z_{1-\alpha} + z_{1-\beta/2}}{|p_A - p_B| - \delta}\right)^2$$

» 검정력

$$1-\beta = 2\left[\Phi(z - z_{1-\alpha}) + \Phi(-z - z_{1-\alpha})\right] - 1, \quad z = \frac{|p_A - p_B| - \delta}{\sqrt{\frac{p_A(1-p_A)}{n_A} + \frac{p_B(1-p_B)}{n_B}}}$$

예제 7.7 동등성검정 - 표본크기를 같게 하는 경우($n_A = n_B$)

대조군에 비해 실험군이 동등함을 보여주기 위해서 반응률 18% 차이는 임상적으로 의미가 없는 것으로 가정한다($\delta = 0.18$). 또한, 실험군과 대조군의 실제 평균 치료율이 각각 80%와 85%라고 가정할 때 필요한 환자 수를 계산해 보기로 하자. 각 그룹의 표본비율은 1, 즉 $k = 1$(동등한 할당)을 가진 표본크기를 구해보기로 한다.

$$\alpha = 0.05, \quad \text{power} = 0.8, \quad p_A = 0.80, \quad p_B = 0.85, \quad \delta = 0.18, \quad k = 1$$

다음 box 안의 프로그램은 이를 해결하기 위한 R 코드이며 p_A는 pA, p_B는 pB, k는 kappa, δ는 delta로 나타내었다.

R Code

```
> pA=0.80;pB=0.85
  delta=0.18
  kappa=1
  alpha=0.05
  beta=0.20
  nB=(pA*(1-pA)/kappa+pB*(1-pB))*((qnorm(1-alpha)+qnorm(1-beta/2))
  /(abs(pA-pB)-delta))^2
  nB
< [1] 145.6868
```

위의 결과에서 알 수 있듯이 표본크기는 145.6868명으로 계산되었다. 대상이 사람이므로 무조건 올려 계산하면 다음과 같다.

```
> N<-ceiling(nB);N   # 무조건 올림
< [1] 146
```

동등성 연구에 필요한 대상 환자 수는 그룹별로 146명, 총 292명으로 산출된다. 중도 탈락률을 10%라 하면 그룹별로 163명, 총 326명이 최종 산출된다.

```
> finalN <- ceiling(nB)/(1-0.1)
  ceiling(finalN)
< [1] 163
```

검정력 탈락률을 고려하지 않은 표본크기 n=146명으로 계산하였다.

```
> # Power calculation
  pA=0.80
  pB=0.85
  delta=0.18
  kappa=1
  alpha=0.05
  nB=146
  z=(abs(pA-pB)-delta)/sqrt(pA*(1-pA)/nB/kappa+pB*(1-pB)/nB)
```

```
Power=2*(pnorm(z-qnorm(1-alpha))+pnorm(-z-qnorm(1-alpha)))-1
Power
```

```
[1] 0.8011062
```

동등성 연구의 검정력은 80.1%로 통계 분석 결과를 신뢰할만하다고 볼 수 있다.

R Code: package "TrialSize"

두 모집단 비율의 동등성검정을 위한 표본크기 산출은 패키지 "TrialSize"를 사용하여 계산할 수 있다. 여기서 delta는 $p_A - p_B$에 해당되는 값을, margin은 검정한계 δ값을 입력하면 된다.

```
library(TrialSize)
n<-TwoSampleProportion.Equivalence(0.05,0.2,0.80,0.85,k=1,delta=0.05,margin=0.18)
n
```

```
[1] 145.6868
```

위의 결과에서 알 수 있듯이 표본의 수는 145.6868명으로 계산되었다. 대상이 사람이므로 무조건 올려 계산하면 다음과 같다.

```
N<-ceiling(n);N   # 무조건 올림
```

```
[1] 146
```

동등성 연구에 필요한 대상 환자 수는 그룹별로 146명, 총 292명으로 산출된다. 중도 탈락률을 10%라 하면 그룹별로 163명, 총 326명이 최종 산출된다

```
finalN <- ceiling(n)/(1-0.1)
ceiling(finalN)
```

```
[1] 163
```

예제 7.8 동등성검정 - 표본크기를 다르게 하는 경우($n_A \neq n_B$)

예제 7.7과 같은 조건에서 각 그룹의 표본비율은 2, 즉 $k=2$를 가진 표본크기를

구해보기로 한다.

$$\alpha = 0.05, \quad \text{power} = 0.8, \quad p_A = 0.80, \quad p_B = 0.85, \quad \delta = 0.18, \quad k = 2$$

다음 box 안의 프로그램은 이를 해결하기 위한 R 코드이며 p_A는 pA, p_B는 pB, k는 kappa, δ는 delta로 나타내었다.

R Code

```
> pA=0.80
  pB=0.85
  delta=0.18
  kappa=2
  alpha=0.05
  beta=0.20
  nB=(pA*(1-pA)/kappa+pB*(1-pB))*((qnorm(1-alpha)+qnorm(1-beta/2))
  /(abs(pA-pB)-delta))^2
  nA=2*nB
  nA;nB
```

```
< [1] 210.2957
  [1] 105.1478
```

표본크기는 집단별로 210.2957명, 105.1478명으로 계산되었다. 대상이 사람이므로 무조건 올려 계산하면 다음과 같다.

```
> nA<-ceiling(nA)
  nB<-ceiling(nB)
  nA;nB   # 무조건 올림
```

```
< [1] 211
  [1] 106
```

동등성 연구에 필요한 대상 환자 수는 집단별로 211명, 106명, 총 317명으로 산출된다. 중도탈락률을 10%라 하면 집단별로 235명, 118명으로 총 353명이 최종 산출된다.

```
> finalNA <- ceiling(nA)/(1-0.1)
  finalNB <- ceiling(nB)/(1-0.1)
  ceiling(finalNA);ceiling(finalNB)
```

```
< [1] 235
```

```
[1] 118
```

검정력은 탈락률을 고려하지 않은 집단 B 표본크기(n_B)를 106명으로 계산하였다.

```
> pA=0.80;pB=0.85
  delta=0.18;kappa=2
  alpha=0.05
  nB=106
  z=(abs(pA-pB)-delta)/sqrt(pA*(1-pA)/nB/kappa+pB*(1-pB)/nB)
  Power=2*(pnorm(z-qnorm(1-alpha))+pnorm(-z-qnorm(1-alpha)))-1
  Power
```

```
< [1] 0.804127
```

동등성 연구의 검정력은 80.4%로 통계 분석 결과를 신뢰할만하다고 볼 수 있다.

R Code: package "TrialSize"

두 모집단 비율의 동등성검정을 위한 표본크기 산출은 패키지 "TrialSize"를 사용하여 계산할 수 있다. 여기서 delta는 $p_A - p_B$에 해당하는 값을, margin은 검정한계 δ값을 입력하면 된다.

```
> library(TrialSize)
  kappa=2
  nA<-TwoSampleProportion.Equivalence(0.05,0.2,0.8,0.85,k=kappa,delta=0.05,margin=0.18)
  nB<-nA/kappa
  nA;nB
```

```
< [1] 210.2957
  [1] 105.1478
```

표본크기는 집단별로 210.2957명, 105.1478명으로 계산되었다. 대상이 사람이므로 무조건 올려 계산하면 다음과 같다.

```
> nA<-ceiling(nA)
  nB<-ceiling(nB)
  nA;nB  # 무조건 올림
```

```
< [1] 211
  [1] 106
```

동등성 연구에 필요한 대상 환자 수는 집단별로 211명, 106명, 총 317명으로 산출된다. 중도탈락률을 10%라 하면 집단별로 235명, 118명으로 총 353명이 최종 산출된다.

```
> finalNA <- ceiling(nA)/(1-0.1)
  finalNB <- ceiling(nB)/(1-0.1)
  ceiling(finalNA);ceiling(finalNB)
```

```
< [1] 235
  [1] 118
```

04 교차설계

피험자를 서로 다른 처치군(두 집단 또는 세 집단 이상)으로 배정하여 시험군과 대조군으로 나누는 평행설계와는 다르게 한 명의 피험자에게 시험군 및 대조군을 모두 적용하는 방법인 교차설계의 경우의 표본크기를 알아보자.

1. 동일성검정

교차설계의 경우 교차설계의 테스트군과 참조군의 비율이 동일한지 다른지를 검정하고자 할 때 필요한 표본크기를 산출한다. 연구목적의 가설은 다음과 같다.

귀무가설 $H_0 : \epsilon = 0$

대립가설 $H_1 : \epsilon \neq 0$ (여기서, ϵ은 실제 비율의 차이)

위에서 수립한 가설을 검정하기 위한 표본크기의 산출식과 검정력을 구하는 식은 다음과 같이 정의된다.

» 표본크기

$$n = \frac{(z_{1-\alpha/2} + z_{1-\beta})^2 \sigma_d^2}{2\epsilon^2}$$

» 검정력

$$1-\beta = \Phi\left(\frac{\sqrt{2n}\,\epsilon}{\sigma_d} - z_{1-\alpha/2} \right)$$

예제 7.9 동일성검정

선행연구의 결과 효율성과 재현성이 고려되어 2개의 서열로 구성된 복제 크로스오버가 권장되며, 표준편차가 50%($\sigma_d = 0.50$)인 것으로 추정된다. 실제 비율 차이는 18%($\epsilon = \mu_2$(테스트)$- \mu_1$(참조)$= 0.18$)라고 가정할 경우 필요한 환자 수를 계산하여 보기로 하자.

$$\alpha = 0.05, \quad \text{power} = 0.8, \quad \sigma_d = 0.5, \quad \epsilon = 0.18$$

다음 box 안의 프로그램은 이를 해결하기 위한 R 코드이며 ϵ는 eps, σ_d는 sigmad로 나타내었다.

R Code

```
> eps=0.18
  sigmad=0.5
  alpha=0.05
  beta=0.20
  n=((qnorm(1-alpha/2)+qnorm(1-beta))^2)  *sigmad^2/(2*eps^2)
  n
< [1] 30.28117
```

위의 결과에서 알 수 있듯이 표본크기는 30.28117명으로 계산되었다. 대상이 사람이므로 무조건 올려 계산하면 다음과 같다.

```
> ceiling(n)  # 무조건 올림
```

```
< [1] 31
```

복제 크로스오버 연구에 필요한 대상 환자 수는 31명으로 산출된다. 중도탈락률이 10%일 경우 35명이 최종 산출된다.

```
> finalN <- ceiling(n)/(1-0.1)
  ceiling(finalN)
```

```
< [1] 35
```

검정력은 중도탈락률을 고려하지 않은 표본크기 n=31으로 계산하였다.

```
> # Power calculation
  n=31
  eps=0.18
  sigmad=0.5
  Power=pnorm((sqrt(2*n)*eps)/sigmad-qnorm(1-alpha/2))
  Power
```

```
< [1] 0.8091257
```

시험 약물과 표준 치료 사이의 치료 동등성을 확립하는 것이 목적인 임상 시험에 교차설계 연구의 검정력은 80.9%로 산출된다.

R Code: package "TrialSize"

2개의 서열로 구성된 복제 크로스오버가 권장되는 연구에 필요한 표본크기는 패키지 "TrialSize"를 사용하여 계산할 수 있다. 패키지 사용 시 sequence=2, 표준편차를 2로 나눈 값을 입력해 주어야 한다. 또한, 실제 비율의 차이를 delta로 정의한다.

```
> library(TrialSize)
  alpha=0.05;beta=0.2
  sigmad=0.5
  sigma=sigmad/2
  sequence=2;delta=0.18
  N<- TwoSampleSeqCrossOver.Equality(alpha, beta, sigma, sequence,delta)
  N
```

```
< [1] 30.28117
```

위의 결과에서 알 수 있듯이 표본크기는 30.28117명으로 계산되었다. 대상이 사람이므로 무조건 올려 계산하면 다음과 같다.

```
> ceiling(n)  # 무조건 올림
< [1] 31
```

복제 크로스오버 연구에 필요한 대상 환자 수는 31명으로 산출된다. 중도탈락률이 10%일 경우 35명이 최종 산출된다.

```
> finalN <- ceiling(n)/(1-0.1)
  ceiling(finalN)
< [1] 35
```

패키지를 이용한 검정력은 생략하기로 한다.

2. 비열등성/우월성검정

교차설계에 있어서 실제 평균의 차이가 비열등성/우월성한계보다 비열등한지 혹은 우월한지를 검정한다면 귀무가설이 나타내는 '비열등성' 혹은 '우월성' 여부는 비열등성/우월성한계인 δ가 양수인지 음수인지에 따라 달라진다. 만약 $\delta > 0$인 경우는 우월성검정이 되어 귀무가설의 기각은 테스트의 평균이 참조에 비해 우월하다는 뜻이다. 이와는 달리, $\delta < 0$인 경우는 비열등성검정으로 귀무가설의 기각은 테스트의 평균이 참조에 비해 비열등하다는 것을 의미한다. 연구목적에 따른 가설은 다음과 같다.

귀무가설 $H_0 : \epsilon \leq \delta$

대립가설 $H_1 : \epsilon > \delta$ (여기서, ϵ은 실제 비율의 차이)

위에서 수립한 가설을 검정하기 위한 표본크기의 산출식과 검정력을 구하는 식은 다음과 같이 정의된다.

» 표본크기

$$n = \frac{(z_{1-\alpha} + z_{1-\beta})^2 \sigma_d^2}{2(\epsilon - \delta)^2}$$

» 검정력

$$1-\beta = 1-\beta = \Phi\left(\frac{\epsilon-\delta}{\sigma_d/\sqrt{2n}} - z_{1-\alpha/2}\right)$$

예제 7.10 비열등성/우월성검정

예제 7.9와 같은 조건에서 실제 비율 차이는 0%(즉, $\epsilon = \mu_2$(테스트)$- \mu_1$(참조)= 0.0)라 가정하고, 비열등성/우월성한계가 -20%($\delta = -0.15$)인 경우 필요한 환자 수를 계산하여 보기로 하자.

$$\alpha = 0.05,\quad \text{power} = 0.8,\quad \sigma_d = 0.5,\quad \epsilon = 0.0,\quad \delta = -0.15$$

다음 box 안의 프로그램은 이를 해결하기 위한 R 코드이며 ϵ은 eps, σ_d는 sigmad, δ는 delta로 나타내었다.

R Code

```
> eps=0
  sigmad=0.5
  alpha=0.05;beta=0.20
  delta=-0.15
  n=((qnorm(1-alpha)+qnorm(1-beta))^2)*sigmad^2/(2*(eps-delta)^2)
  n
```

```
< [1] 34.34754
```

위의 결과에서 알 수 있듯이 표본크기는 34.34754명으로 계산되었다. 대상이 사람이므로 무조건 올려 계산하면 다음과 같다.

```
> ceiling(n)  # 무조건 올림
< [1] 35
```

두 개의 서열로 구성된 복제 크로스오버가 권장되는 비열등성 연구에 필요한 대상 환자 수는 35명으로 산출이 된다. 중도탈락률이 10%일 경우 39명이 최종 산출된다.

```
> finalN <- ceiling(n)/(1-0.1)
  ceiling(finalN)
< [1] 39
```

검정력은 중도탈락률을 고려하지 않은 표본크기 n=35으로 계산하였다.

```
> # Power calculation
  n=35
  eps=0
  sigmad=0.5
  alpha=0.05
  beta=0.20
  delta=-0.15
  Power=pnorm((eps-delta)/(sigmad/sqrt(2*n))-qnorm(1-alpha/2))
  Power
< [1] 0.7088458
```

비열등성 교차설계 연구의 검정력은 70.9%로 산출된다.

R Code: package "TrialSize"

두 개의 서열로 구성된 복제 크로스오버가 권장되는 연구에 필요한 표본크기는 패키지 "TrialSize"를 사용하여 계산할 수 있다. 패키지 사용 시 sequence=2, 표준편차를 2로 나눈 값을 입력해 주어야 한다. 또한, 실제 비율의 차이를 margin, 비열등성/우월성 한계를 delta로 정의한다.

```
> library(TrialSize)
  alpha=0.05;beta=0.2
  sigmad=0.5
  sigma=sigmad/2
  sequence=2;delta=-0.15
  margin=0
```

```
N<- TwoSampleSeqCrossOver.NIS(alpha, beta, sigma, sequence, delta, margin)
N
```

```
[1] 34.34754
```

위의 결과에서 알 수 있듯이 표본크기는 34.34754명으로 계산되었다. 대상이 사람이므로 무조건 올려 계산하면 다음과 같다.

```
ceiling(n)  # 무조건 올림
```

```
[1] 35
```

두 개의 서열로 구성된 복제 크로스오버가 권장되는 비열등성 연구에 필요한 대상 환자 수는 35명으로 산출이 된다. 중도탈락률이 10%일 경우 39명이 최종 산출된다.

```
finalN <- ceiling(n)/(1-0.1)
ceiling(finalN)
```

```
[1] 39
```

패키지를 이용한 검정력은 생략하기로 한다.

3. 동등성검정

교차설계에 있어서 동등성검정은 테스트군과 참조군의 평균 차이가 동등성한계보다 더 크다고 생각하지 않고 동등하다를 결정하는 검정이다. 연구목적의 가설은 다음과 같다. 여기서 δ는 동등성한계를 나타낸다.

귀무가설 $H_0 : |\epsilon| \geq \delta$

대립가설 $H_1 : |\epsilon| < \delta$ (여기서, ϵ은 실제 비율의 차이)

위에서 수립한 가설을 검정하기 위한 표본크기의 산출식과 검정력을 구하는 식은 다음과 같이 정의된다.

» 표본크기

$$n \geq \frac{(z_{1-\alpha} + z_{1-\beta/2})^2 \sigma_d^2}{2(\delta - |\epsilon|)^2}$$

» 검정력

$$1 - \beta = 2\Phi\left(\frac{\sqrt{2n}\,(\delta - |\epsilon|)}{\sigma_d} - z_{1-\alpha}\right) - 1$$

예제 7.11 동등성검정

예제 7.9와 같은 조건에서 실제 비율 차이는 0%(즉, $\epsilon = \mu_2$(테스트)$- \mu_1$(참조)$=$ 0.0)라고 가정하고, 동등성한계가 18%($\delta = 0.18$)일 때, 필요한 환자 수를 계산하여 보기로 한다.

$$\alpha = 0.05, \quad \text{power} = 0.8, \quad \sigma_d = 0.5, \quad \epsilon = 0.0, \quad \delta = 0.18$$

다음 box 안의 프로그램은 이를 해결하기 위한 R 코드이며 ϵ는 eps, σ_d는 sigmad, δ는 delta로 나타내었다.

R Code

```
> eps=0
  sigmad=0.5
  alpha=0.05
  beta=0.20
  delta=0.18
  n=((qnorm(1-alpha)+qnorm(1-beta/2))^2)*sigmad^2/(2*(delta-abs(eps))^2)
  n
< [1] 33.03953
```

위의 결과에서 알 수 있듯이 표본크기는 33.03953명으로 계산되었다. 대상이 사람이므로 무조건 올려 계산하면 다음과 같다.

```
> ceiling(n)  # 무조건 올림
< [1] 34
```

복제 크로스오버가 권장되는 연구에 필요한 대상 환자 수는 34명으로 산출된다. 중도탈락률이 10%일 경우 38명이 최종 산출된다.

```
> finalN <- ceiling(n)/(1-0.1)
  ceiling(finalN)
< [1] 38
```

검정력은 중도탈락률을 고려하지 않은 표본크기 n=34로 계산하였다.

```
> # Power calculation
  n=34
  eps=0
  sigmad=0.5
  alpha=0.05
  beta=0.20
  delta=0.18
  Power=2*pnorm((delta-abs(eps))/(sigmad/sqrt(2*n))-qnorm(1-alpha))-1
  Power
< [1] 0.8144247
```

복제 크로스오버가 권장되는 동등성 연구의 검정력은 81.4%로 산출된다.

R Code: package "TrialSize"

복제 크로스오버가 권장되는 동등성 연구에서 표본크기는 패키지 "TrialSize"를 사용하여 계산할 수 있다. 패키지 사용 시 sequence=2, 표준편차를 2로 나눈 값을 입력해 주어야 한다. 또한, 실제 비율의 차이를 margin, 동등성한계를 delta로 정의한다.

```
> library(TrialSize)
  alpha=0.05;beta=0.2
  sigmad=0.5
  sigma=sigmad/2
  sequence=2;delta=0.18
  margin=0
  N<- TwoSampleSeqCrossOver.Equivalence(alpha, beta, sigma, sequence, delta, margin)
```

```
N
```
```
[1] 33.03953
```

위의 결과에서 알 수 있듯이 표본크기는 33.03953명으로 계산되었다. 대상이 사람이므로 무조건 올려 계산하면 다음과 같다.

```
ceiling(N)  # 무조건 올림
```
```
[1] 34
```

복제 크로스오버가 권장되는 연구에 필요한 대상 환자 수는 34명으로 산출된다. 중도탈락률이 10%일 경우 38명이 최종 산출된다.

```
finalN <- ceiling(N)/(1-0.1)
ceiling(finalN)
```
```
[1] 38
```

패키지를 이용한 검정력은 생략하기로 한다.

R code

I. 평행설계

1. 동일성검정

양측검정

표본크기를 같게 하는 경우

▪ 수식 이용

```
# 표본크기 계산 sample size calculation
pA=0.53;pB=0.77
kappa=1
alpha=0.05;beta=0.20
nB=(pA*(1-pA)/kappa+pB*(1-pB))*((qnorm(1-alpha/
2)+qnorm(1-beta)) /(pA-pB))^2
nB
# 무조건 올림
ceiling(nB)
# 중도탈락률(drop rate) 10%
finalN <- ceiling(nB)/(1-0.1)
ceiling(finalN)

# 검정력 계산 Power calculation
nB=59
kappa=1
pA=0.53;pB=0.77
z=(pA-pB)/sqrt(pA*(1-pA)/nB/kappa+pB*(1-pB)/nB)
Power=pnorm(z-qnorm(1-alpha/2))+pnorm(-z-
qnorm(1-alpha/2))
Power
```

▪ Package "pwr" 이용

```
# 표본크기 계산 sample size calculation
library(pwr)
zn=pwr.2p.test(h=ES.h(p1=0.53, p2=0.77),
sig.level=0.05, power=0.80)
N<-zn$n
N
# 무조건 올림
ceiling(N)
# 중도탈락률(drop rate) 10%
finalN <- ceiling(N)/(1-0.1)
ceiling(finalN)

# 검정력 계산 Power calculation
library(pwr)
pwr.2p.test(h=ES.h(p1=0.53, p2=0.77), n=61,
sig.level=0.05)
```

표본크기를 다르게 하는 경우

▪ 수식 이용

```
# 표본크기 계산 sample size calculation
pA=0.53
pB=0.77
kappa=2
alpha=0.05;beta=0.20
nB=(pA*(1-pA)/kappa+pB*(1-pB))*((qnorm(1-alpha/
2)+qnorm(1-beta))/(pA-pB))^2
nA=kappa*nB
nA;nB
```

```
# 무조건 올림
ceiling(nA);ceiling(nB)
# 중도탈락률(drop rate) 10%
finalA <- ceiling(nA)/(1-0.1)
finalB <- ceiling(nB)/(1-0.1)
ceiling(finalA);ceiling(finalB)

# 검정력 계산 Power calculation
nB=42
kappa=2
pA=0.53;pB=0.77
z=(pA-pB)/sqrt(pA*(1-pA)/(nB*kappa)+pB*(1-pB)/
nB)
Power=pnorm(z-qnorm(1-alpha/2))+pnorm(-z-qn
orm(1-alpha/2))
Power
```

■ Package "pwr" 이용

```
# 표본크기 계산 sample size calculation
library(TrialSize)
k=2
nA=TwoSampleProportion.Equality(alpha=0.05,
beta=0.2, p1=0.53,p2=0.77, k=2)
nB=nA/k
nA;nB
# 무조건 올림
ceiling(nA);ceiling(nB)
# 중도탈락률(drop rate) 10%
finalA <- ceiling(nA)/(1-0.1)
finalB <- ceiling(nB)/(1-0.1)
ceiling(finalA);ceiling(finalB)

# 검정력 계산 Power calculation
library(pwr)
pwr.2p2n.test(h=ES.h(p1=0.53, p2=0.77), n1=83,
n2=42, sig.level=0.05)
```

단측검정

표본크기를 같게 하는 경우

■ 수식 이용

```
# 표본크기 계산 sample size calculation
pA=0.53
pB=0.77
kappa=1
alpha=0.05
beta=0.20
nB=(pA*(1-pA)/kappa+pB*(1-pB))*((qnorm(1-alpha)
+qnorm(1-beta))/(pA-pB))^2
nB
# 무조건 올림
N<-ceiling(nB)
N
# 중도탈락률(drop rate) 10%
finalN <- N/(1-0.1)
ceiling(finalN)

# 검정력 계산 Power calculation
nB=46
pA=0.53
pB=0.77
kappa=1
z=(pA-pB)/sqrt(pA*(1-pA)/nB/kappa+pB*(1-pB)/
nB)
Power=pnorm(abs(z)-qnorm(1-alpha))
Power
```

■ Package "pwr" 이용

```
# 표본크기 계산 sample size calculation
library(pwr)
zn=pwr.2p.test(h=ES.h(p1=0.53, p2=0.77),
sig.level=0.05, power=0.80, alternative="less")
N<-zn$n
```

```
N
# 무조건 올림
ceiling(N)
# 중도탈락률(drop rate) 10%
finalN <- ceiling(N)/(1-0.1)
ceiling(finalN)

# 검정력 계산 Power calculation
library(pwr)
pwr.2p.test(h=ES.h(p1=0.53, p2=0.77), n=48,
sig.level=0.05, alternative="less")
```

표본크기를 다르게 하는 경우

■ 수식 이용

```
# 표본크기 계산 sample size calculation
pA=0.53
pB=0.77
kappa=2
alpha=0.05
beta=0.20
nB=(pA*(1-pA)/kappa+pB*(1-pB))*((qnorm(1-alpha)
+qnorm(1-beta))/(pA-pB))^2
nB
nA=kappa*nB
nA;nB
# 무조건 올림
nB<-ceiling(nB)
nA<-ceiling(nA)
nA;nB
# 중도탈락률(drop rate) 10%
finalNA <- nA/(1-0.1)
finalNB <- nB/(1-0.1)
ceiling(finalNA);ceiling(finalNB)

# 검정력 계산 Power calculation
nB=33
pA=0.53;pB=0.77
kappa=2
z=(pA-pB)/sqrt(pA*(1-pA)/nB/kappa+pB*(1-pB)/
nB)
Power=pnorm(abs(z)-qnorm(1-alpha))
Power
```

■ Package “TrialSize”, “pwr” 이용

```
# 표본크기 계산 sample size calculation
library(TrialSize)
kappa=2
nA=TwoSampleProportion.Equality(alpha=0.1,
beta=0.2, p1=0.53,p2=0.77, k=kappa)
nB=nA/kappa
nA;nB
# 무조건 올림
nB<-ceiling(nB)
nA<-ceiling(nA)
nA;nB
# 중도탈락률(drop rate) 10%
finalNA <- nA/(1-0.1)
finalNB <- nB/(1-0.1)
ceiling(finalNA);ceiling(finalNB)

# 검정력 계산 Power calculation
library(pwr)
pwr.2p2n.test(h=ES.h(p1=0.53, p2=0.77),
n1=65,n2=33, sig.level=0.05, alternative="less")
```

2. 비열등성/우월성검정

표본크기를 같게 하는 경우

■ 수식 이용

```
# 표본크기 계산 sample size calculation
pA=0.88;pB=0.67
delta=-0.12
```

```
kappa=1
alpha=0.05
beta=0.20
n=(pA*(1-pA)/kappa+pB*(1-pB))*((qnorm(1-alpha)
+qnorm(1-beta))/(pA-pB-delta))^2
n
# 무조건 올림
N<-ceiling(n)
N
# 중도탈락률(drop rate) 10%
finalN <- N/(1-0.1)
ceiling(finalN)

# 검정력 계산 Power calculation
pA=0.88
pB=0.67
delta=-0.12
kappa=1
alpha=0.05
n=19
z=(pA-pB-delta)/sqrt(pA*(1-pA)/n/kappa+pB*(1-
pB)/n)
Power=pnorm(z-qnorm(1-alpha))+pnorm(-z-qnorm
(1-alpha))
Power
```

■ Package "TrialSize" 이용

```
# 표본크기 계산 sample size calculation
library(TrialSize)
n<-TwoSampleProportion.NIS(0.05,0.2,0.88,0.67,
k=1,delta=0.88-0.67,margin=-0.12)
n
# 무조건 올림
N<-ceiling(n)
N
# 중도탈락률(drop rate) 10%
finalN <- N/(1-0.1)
ceiling(finalN)
```

표본크기를 다르게 하는 경우

■ 수식 이용

```
# 표본크기 계산 sample size calculation
pA=0.88;pB=0.67
delta=-0.12
kappa=2
alpha=0.05;beta=0.20
nB=(pA*(1-pA)/kappa+pB*(1-pB))*((qnorm(1-alpha)
-qnorm(1-beta))/(pA-pB-delta))^2
nA=kappa*nB
nA;nB
# 무조건 올림
nA<-ceiling(nA)
nB<-ceiling(nB)
nA;nB
# 중도탈락률(drop rate) 10%
finalNA <- nA/(1-0.1)
finalNB <- nB/(1-0.1)
ceiling(finalNA);ceiling(finalNB)

# 검정력 계산 Power calculation
pA=0.88;pB=0.67
delta=-0.12
kappa=2
alpha=0.05
nB=16
z=(pA-pB-delta)/sqrt(pA*(1-pA)/nB/kappa+pB*(1-
pB)/nB)
Power=pnorm(z-qnorm(1-alpha))+pnorm(-z-qnorm
(1-alpha))
Power
```

■ Package "TrialSize" 이용

```
# 표본크기 계산 sample size calculation
library(TrialSize)
kappa=2
nA<-TwoSampleProportion.NIS(0.05,0.2,0.88,0.67,
```

```
k=kappa,
delta=0.88-0.67,margin=-0.12)
nB<-nA/kappa
nA;nB
# 무조건 올림
nA<-ceiling(nA)
nB<-ceiling(nB)
nA;nB
# 중도탈락률(drop rate) 10%
finalNA <- nA/(1-0.1)
finalNB <- nB/(1-0.1)
ceiling(finalNA);ceiling(finalNB)
```

3. 동등성검정

표본크기를 같게 하는 경우

■ 수식 이용

```
# 표본크기 계산 sample size calculation
pA=0.80;pB=0.85
delta=0.18
kappa=1
alpha=0.05
beta=0.20
nB=(pA*(1-pA)/kappa+pB*(1-pB))*((qnorm(1-alpha)
+qnorm(1-beta/2)) /(abs(pA-pB)-delta))^2
nB
# 무조건 올림
N<-ceiling(nB)
N
# 중도탈락률(drop rate) 10%
finalN <- N/(1-0.1)
ceiling(finalN)
```

```
# # 검정력 계산 Power calculation
pA=0.80;pB=0.85
delta=0.18
kappa=1
alpha=0.05
nB=146
z=(abs(pA-pB)-delta)/sqrt(pA*(1-pA)/nB/kappa+
pB*(1-pB)/nB)
Power=2*(pnorm(z-qnorm(1-alpha))+pnorm(-z-
qnorm(1-alpha)))-1
Power
```

■ Package "TrialSize" 이용

```
# 표본크기 계산 sample size calculation
library(TrialSize)
n<-TwoSampleProportion.Equivalence(0.05,0.2,0.
80,0.85,k=1,delta=0.05,margin=0.18)
n
# 무조건 올림
N<-ceiling(n);N
# 중도탈락률(drop rate) 10%
finalN <- ceiling(n)/(1-0.1)
ceiling(finalN)
```

표본크기를 다르게 하는 경우

■ 수식 이용

```
# 표본크기 계산 sample size calculation
pA=0.80;pB=0.85
delta=0.18
kappa=2
alpha=0.05
beta=0.20
nB=(pA*(1-pA)/kappa+pB*(1-pB))*((qnorm(1-alpha)
+qnorm(1-beta/2)) /(abs(pA-pB)-delta))^2
nA=2*nB
nA;nB
# 무조건 올림
nA<-ceiling(nA)
nB<-ceiling(nB)
nA;nB
```

```
# 중도탈락률(drop rate) 10%
finalNA <- ceiling(nA)/(1-0.1)
finalNB <- ceiling(nB)/(1-0.1)
ceiling(finalNA);ceiling(finalNB)

# 검정력 계산 Power calculation
pA=0.80;pB=0.85
delta=0.18;kappa=2
alpha=0.05
nB=106
z=(abs(pA-pB)-delta)/sqrt(pA*(1-pA)/nB/kappa+
pB*(1-pB)/nB)
Power=2*(pnorm(z-qnorm(1-alpha))+pnorm(-z-
qnorm(1-alpha)))-1
Power
```

■ Package "TrialSize" 이용

```
# 표본크기 계산 sample size calculation
library(TrialSize)
kappa=2
nA<-TwoSampleProportion.Equivalence(0.05,0.2,
0.8,0.85,k=kappa,delta=0.05,margin=0.18)
nB<-nA/kappa
nA;nB
# 무조건 올림
nA<-ceiling(nA)
nB<-ceiling(nB)
nA;nB
# 중도탈락률(drop rate) 10%
finalNA <- ceiling(nA)/(1-0.1)
finalNB <- ceiling(nB)/(1-0.1)
ceiling(finalNA);ceiling(finalNB)
```

II. 교차설계

1. 동일성검정

■ 수식 이용

```
# 표본크기 계산 sample size calculation
eps=0.18
sigmad=0.5
alpha=0.05
beta=0.20
n=((qnorm(1-alpha/2)+qnorm(1-beta))^2)
*sigmad^2/(2*eps^2)
n
# 무조건 올림
ceiling(n)
# 중도탈락률(drop rate) 10%
finalN <- ceiling(n)/(1-0.1)
ceiling(finalN)

# 검정력 계산 Power calculation
n=31
eps=0.18
sigmad=0.5
Power=pnorm((sqrt(2*n)*eps)/sigmad-qnorm(1-
alpha/2))
Power
```

■ pakage "TrialSize" 이용

```
# 표본크기 계산 sample size calculation
library(TrialSize)
alpha=0.05;beta=0.2
sigmad=0.5
sigma=sigmad/2
sequence=2;delta=0.18
N<-TwoSampleSeqCrossOver.Equality(alpha,
beta, sigma, sequence,delta)
N
# 무조건 올림
```

```
ceiling(N)
# 중도탈락률(drop rate) 10%
finalN <- ceiling(n)/(1-0.1)
ceiling(finalN)
```

2. 비열등성/우월성검정

■ 수식 이용

```
# 표본크기 계산 sample size calculation
eps=0
sigmad=0.5
alpha=0.05;beta=0.20
delta=-0.15
n=((qnorm(1-alpha)+qnorm(1-beta))^2)*sigmad^
2/(2*(eps-delta)^2)
n
# 무조건 올림
ceiling(n)
# 중도탈락률(drop rate) 10%
finalN <- ceiling(n)/(1-0.1)
ceiling(finalN)

# 검정력 계산 Power calculation
n=35
eps=0
sigmad=0.5
alpha=0.05
beta=0.20
delta=-0.15
Power=pnorm((eps-delta)/(sigmad/sqrt(2*n))-qnorm
(1-alpha/2))
Power
```

■ pakage "TrialSize" 이용

```
# 표본크기 계산 sample size calculation
library(TrialSize)
alpha=0.05;beta=0.2
sigmad=0.5
sigma=sigmad/2
sequence=2;delta=-0.15
margin=0
N<- TwoSampleSeqCrossOver.NIS(alpha, beta,
sigma, sequence, delta, margin)
N
# 무조건 올림
ceiling(N)
# 중도탈락률(drop rate) 10%
finalN <- ceiling(n)/(1-0.1)
ceiling(finalN)
```

3. 동등성검정

■ 수식 이용

```
# 표본크기 계산 sample size calculation
eps=0
sigmad=0.5
alpha=0.05
beta=0.20
delta=0.18
n=((qnorm(1-alpha)+qnorm(1-beta/2))^2)*sigmad
^2/(2*(delta-abs(eps))^2)
n
# 무조건 올림
ceiling(n)
# 중도탈락률(drop rate) 10%
finalN <- ceiling(n)/(1-0.1)
ceiling(finalN)

# 검정력 계산 Power calculation
n=34
eps=0
sigmad=0.5
alpha=0.05
beta=0.20
```

```
delta=0.18
Power=2*pnorm((delta-abs(eps))/(sigmad/sqrt(2*
n))-qnorm(1-alpha))-1
Power
```

■ pakage “TrialSize” 이용

```
# 표본크기 계산 sample size calculation
library(TrialSize)
alpha=0.05;beta=0.2
sigmad=0.5
sigma=sigmad/2
sequence=2;delta=0.18
margin=0
N<- TwoSampleSeqCrossOver.Equivalence(alpha,
beta, sigma, sequence, delta, margin)
N
# 무조건 올림
ceiling(N)
# 중도탈락률(drop rate) 10%
finalN <- ceiling(N)/(1-0.1)
ceiling(finalN)
```

- Chow S, Shao J, Wang H(2008). *Sample Size Calculations in Clinical Research, 2nd edition*, Chapman & Hall/CRC Biostatistics Series, New York.
- Cohen J(2009). *Statistical Power Analysis for the Behavioral Science, 2nd edition*, Psychology Press, New York.
- Julious SA(2010). *Sample Sizes for Clinical Trials*, CRC Press, New York.
- McDonald JH(2014). *Handbook of Biological Statistics, 3rd edition*, Sparky House Publishing, Maryland.
- Machin D, Campbell MJ, Tan SB, Tan SH(2009). Sample Size Tables for Clinical Studies, 3rd edition, A John Wiley & Sons, New York.
- Rosner B(2016). *Fundamentals of Biostatistics, 8th edition*, CENGAGE Learning, Massachusetts.
- Karen Grace-Martin(2011). *5 Reasons to Run Sample Size Calculations Before Collecting Data*, https://www.theanalysisfactor.com/5-reasons-sample-size-calculations/, The Analysis Factor.
- Karen Grace-Martin(2008). *5 Steps for Calculating Sample Size*, https://www.theanalysisfactor.com/5-steps-for-calculating-sample-size/, The Analysis Factor.
- Marlies Noordzij, Giovanni Tripepi, Friedo W. Dekker, Carmine Zoccali, Michael W. Tanck, and Kitty J, Jager(2010). *Sample size calculations: basic principles and common pitfalls*, Nephrology, Dialysis, Transplantation : Official Publication of the European Dialysis and Transplant Association - European Renal Association, 12 Jan 2010, 25(5):1388-1393.
- D F Polit, R E Sherman(1990). *Statistical power in nursing research*, Nursing Research, 39:365-9.
- 강현철(2019). 『효과크기와 표본크기의 계산』, 자유아카데미.
- 김수녕(2014). 『의학통계 ABC』, 군자출판사.
- 김지형(2012). 『샘플 수의 계산』, 대한의학.
- 남상석(2015). 『G*Power와 Sample Size』, 한나래아카데미.

- 신임희, 임현우(2009).『엑셀을 이용한 표본수 산정』, 군자출판사.
- 이재원, 박미라, 유한나(2005).『생명과학연구를 위한 통계적 방법』, 자유아카데미.
- 임회정(2014).『SPSS와 G-Power를 활용한 통계학 개론 및 응용』, 전남대학교출판부.
- 남상건(2015).『효과크기의 이해』, Hanyang Med. Rev 2015;35:40-43, http://dx.doi.org/ 10.7599/hmr.2015.35.1.40.

찾아보기

저자 소개

차재형(車在珩)

고려대학교 정경대학 통계학과/통계학 전공(경제학사)
미국 Western Michigan University 대학원 통계학과 통계학 전공(이학석사)
고려대학교 일반대학원 통계학과 Biostatistics 전공(이학박사)
현) 경희대학교 치과대학 및 치의학전문대학원 외래조교수
경희대학교병원 임상시험(IRB) 심사위원
삼성의료원 DSMB(CISL) 위원
대한창상학회지 통계편집위원
전) 고려대학교 의과대학 의과학연구지원센터 연구교수
고려대학교 통계연구소 연구교수
세종대학교 환경에너지융합학과 대학원 겸임교수
성신여자대학교 자연과학대학 통계학과 겸임교수
동양공전 테크노경영학과 겸임교수
DNI Consulting 통계자문위원
삼성생명보험주식회사 CRM/경영혁신/은퇴연구소
KB손해보험주식회사(주 LG화재) 상품개발/마케팅팀

R과 함께하는 의학통계
– 비교분석 연구에서의 표본크기와 검정력 –

저 자 차재형
발 행 인 김지영
발 행 처 자유아카데미
주 소 경기도 파주시 회동길 37-42
파주출판도시
전 화 031-955-1321
팩 스 031-955-1322
홈페이지 www.freeaca.com
전자우편 main@freeaca.com (대표)
editor@freeaca.com (편집)
crm@freeaca.com (영업)
등 록 제406-2003-017호, 1980. 7. 12
제1판1쇄 2021년 11월 1일 발행
제1판2쇄 2024년 12월 10일 발행

저자와의
협의하에
인지생략

무단 복제를 금하며, 잘못된 책은 바꾸어 드립니다.

ISBN 979-11-5808-331-1 93310